精神科・心療内科にかかる前に読む本

精神科医が患者さんの目線で書いた物語

中山靜一

星　和　書　店

Seiwa Shoten Publishers

2-5 Kamitakaido 1-Chome
Suginamiku Tokyo 168-0074, Japan

まえがき

精神科医が精神（こころ）の病について一般の読者の皆さんに解説する書物は、患者さんが彼・彼女という三人称で書かれたものがほとんどだと思います。私は精神科臨床医として三十年以上ひたすら患者さんと関わり続けてきました。今まで自分が主治医として関わった何千人という患者さんを組み合わせて、それぞれの病ごとにストーリーを構成し、登場する患者さんに感情移入して自分が患者さんになりきってみよう。患者さん自身を主人公として描き一人称で語り、医者である自分は脇役とすることで精神の病を浮き彫りにできないかと数年前から考えておりました。

読者の皆さんがいわゆる「メンタル不調」で精神科や心療内科を受診したと想像してみてください。どんな医者がどんな診察をするのか？　なんでも見透かされてしまうのか？　怖くないのか？　さまざまなことを考えて不安になると思います。ドラマに出てくるような精神科医や心療内科医は若くてイケメンだけど実際どうなの？　私を含めて、普通は中年のオッサンがほとんどです。

担当の医者が病気の説明・薬の説明を実際の場面でするように主人公にわかりやすい言葉でしますので、読者の方は登場人物になったつもりでお読みいただくことで病気や薬について、何となくイメージできるのではないかなと思います。

各症例の最後にドクターのコメントと題した解説を加えました。一部、私の個人的な臨床経験による見解が含まれていることをお断りしておきます。

さあ、あなたもこの本で精神科や心療内科を受診する擬似体験をなさってください。

もくじ

Aさん

僕は四十歳。三人兄弟の末っ子。おおらかな性格だと人に言われる。大学を出てから車の整備士の資格をとり、ディーラーで働いている。仕事は順調だ。後輩を指導する立場になり責任が増えたが、上司にかわいがってもらっているし、人間関係もうまくいっている。

二十五歳の時、同僚の女子社員と結婚した。僕が言うのも変だが、美人で頭が良く気が利く。妻は退社し専業主婦となった。娘が一人でき、そこそこ幸せな生活を送ってきた。妻は子育てが一段落してから、マイホームを持つためにとパートで働きだした。

六月

半年後、妻は昼間の仕事が終わると、夜も午後九時まで飲食店で働きだした。そんなに頑張らなくてもいいのに。僕には過ぎた嫁だ。頭が上がらない。

妻の化粧が派手になり、週二日くらい深夜に帰ってくるようになった。それとなく見ていると下着を着替えてから夜の仕事に行くようになっていた。

まさかとは思ったが興信所で妻の行動を調べてもらった。妻が飲食店の店主とラブホテルに入る写真を見せられた。ショックだったが、意を決して妻に問いただすと、逆ギレされた。

「誰のせいで、こうなったんだよ！」玄関の置き物を僕に投げつけ、そのまま出ていってしまった。中学二年の娘は妻の様子を見ておびえて泣いた。惨めで僕も泣いた。僕が悪いのか？

その出来事の後、娘は食事をとらなくなり、学校に行かなくなった。

最初はスクールカウンセラーが来てくれていた。娘は夜中におびえて泣き目を覚ます日が続くようになった。そのため、僕も夜眠れなくなった。朝になっても疲れが取れていない感じで体がだるく、食欲もなかった。

実家から僕の母親に日中来てもらって娘の世話をしてもらい、仕事に行くようになった。

睡眠不足のためか注意が散漫で仕事に集中できない。ある日、車の定期点検に来たお客さんからオイル交換もしておいてくれと頼まれたのにうっかり交換し忘れてしまった。お客さんから怒られてしまった。心配した上司が事情を聞いてくれた。妻ともめていて妻は家出してしまい、娘が不登校で悩んでいることを打ち明けた。休んだ方がいいのではないかといって、心療内科を受診して診断書を書いてもらうよう言われた。
心療内科に予約を入れた。

七月

予約の時間に待合室で待っていると、診察室から五十歳代とおぼしき男の医者が、「Aさん」と僕の名を呼んだ。診察室は僕と医者の二人だけだった。
医者「おはようございます。今日はどういうことで来られたんですか？」
声が小さく少し疲れている風だが結構親切そうな医者だ。
僕「うつ病じゃないかと思って。ゆううつで夜眠れないんです。食欲もありません」
医者「いつごろからなんですか？」
僕「一カ月くらい前からです」
医者「何か、きっかけがありました？」
僕「妻が不倫をして出ていってしまったんです。それで子供がショックで学校に行けなくなっちゃったんです」
医者「……そうですか。……それはつらいですね。Aさんは仕事には行けてるんですか？」

僕　「近くに実家がありますので、母親が昼間来てくれて子供たちの面倒をみたり、家事もやってくれます。それで僕は仕事は続けています。でも最近仕事中もボーッとしていることが多くて……」

医者「以前にきっかけなく、ゆううつな時期が二週間以上続いたことはありませんか？」

僕　「ありません」

医者「調子がとてもいい時期が四日以上続いたことはありませんか？」

僕　「ありません」

医者「血縁関係の方の中で精神科にかかったことがある人はいませんか？」

僕　「いないと思います」

医者「うつ病ではなく、ストレスによる反応性のうつ状態の可能性が高いと思います。気持ちを落ち着ける作用がある抗うつ薬のリフレックスという薬を寝る前に飲んで睡眠を確保しましょう。ぐっすり眠るだけでもうつは軽くなります」

僕　「わかりました」

医者「仕事には行けそうですか？　仕事を休んで、家にいて家族のことばかり考えていると余計気が滅入るかもしれませんので、少し仕事の負担を軽くしてもらって出勤を続けた方がいいかもしれません。三食、量は少なくともかまいませんから、なるべくきちんと食べて朝起きる時間と寝る時間を一定にして生活のリズムを崩さないようにしてください」

「うつ状態のため、今後当院にて外来通院加療します。当面、残業は避け仕事の負担の軽減が必要と思われます」との診断書を僕の目の前で医者は書いた。

医者「お酒は飲まれますか？」

僕　「たまにしか飲みません」

医者「アルコールは眠りを浅くし、朝の気分を悪化させ、うつの原因にもなりますから、飲まないようにしてください」

処置室で採血された。

リフレックス（15ミリグラム）0・5錠を寝る前に1錠、不眠時にロラメット1ミリグラム1錠頓服、一週間分処方された。

その日はリフレックスだけで眠れたが翌朝少し眠かった。上司に診断書を渡したところ「無理するなよ」と言ってくれた。

毎日定時の午後五時に帰宅した。夜は眠れるようになった。

朝食は食べられず、コーヒーだけ飲んで出勤した。昼は職場で食べ夕食は母親が作ってくれた食事を娘と一緒に食べた。

一週間後

医者「この一週間、いかがでしたか？」
僕「夜は眠れるようになりました」
医者「薬を飲んで逆に何か具合悪いことはなかったですか？」
僕「朝少しボーッとして、午後になるとちょっと眠くなります」
医者「飲んでいるうちに体の方で薬に順応して翌日の眠気はだんだん軽くなることが多いです。もう少し続けてみてください。採血結果は異常ありませんでした」
数値を見せながら説明し、検査データのコピーをくれた。

八月

仕事には行っている。日中の眠気は感じなくなった。娘は不登校のままだが担任の先生が来てくれるようになり、先生と会っているときに楽しそうに笑うことがあると母親が教えてくれた。

翌年二月

通院を続けている。薬はときどき飲み忘れる。妻とは会っていないが、家庭裁判所に行き、調停離婚の手続きを開始した。

何となく、僕の気持ちの整理もついてきた。

◈ドクターのコメント◈

外部からの心身の負担になる刺激や出来事・状況を「ストレッサー」といい、「ストレッサー」によって起こる心身の緊張状態を「ストレス」といいます。試験を受ける、スポーツの試合に出るなど適度な緊張は良いストレスで人間を成長させます。しかし、緊張の度合いが強すぎると悪いストレスとなり身も心もぼろぼろになってしまいます。

Aさんは家族との葛藤をストレッサーとして反応性にゆううつになっている状態、つまり「反応性のうつ状態」です。

ストレッサーに反応して三カ月以内に不安感やゆううつ感などの感情的な反応が生じ、仕事や家事などの日常生活に支障をきたした状態を「適応障害」と呼びます。不安の程度やうつの程度が強い場合はそれぞれ不安症とか、うつ病と診断されます。適応障害ではそれより症状の程度が軽度です。ストレスが解消されれば、症状は六カ月以内に消失します。適応障害から不安症やうつ病に発展することもありますし、それらの初期症状が一見ストレスから起きてきた適応障害のように見えていることもあります。同じ出来事に対してストレスを感じる人と感じない人、また良いストレスと感じる人、悪いストレスと感じる人がいますので、その人の考え方・感じ方を検討し、考え方・受け止め方を変えるような働きかけを行ったり、可能ならストレッサーの除去（Aさんの場合は家族関係の改善・心理的解決の援助）を検討します。不安・不眠・うつに対しては、必要に応じて対症療法として抗不安薬・睡眠薬・抗うつ薬を最小限、用います。

脳の病気としてのうつ病では、非常に単純化すると、いささか不正確な表現になりますが脳内でセロトニンの働きが落ちて、ゆううつな気分が生じ、ノルアドレナリンの働きが落ちて気力が低下しドーパミンの働きが低下して喜びが感じられなくなると考えられています。したがって、これらの働きを高める薬（これを抗うつ薬といいます）が非常に有効です。それに対して、反応性のうつ状態ではそういう変化は起きていないと考えられていて、抗うつ薬の効果は限定的です。

商品名（製薬メーカーが付けた名前、いわば芸名みたいなもの）「リフレックス」は一般名（その化学物質の本来の名前）「ミルタザピン」です。ノルアドレナリン作動性・特異的セロトニン作動性抗うつ薬と呼ばれています。その言葉通りノルアドレナリンとセロトニンの働きを高めることで、ゆううつな気分や気力の低下を改善します。また意識の維持にかかわっているヒスタミンの働きを抑えることで気持ちを落ち着かせる作用が強く、副作用として眠気をもたらします。一方、寝る前に服用することで睡眠を改善しますので寝る前に処方されます。ぐっすり眠ることで脳を含め疲労を改善することはうつの改善にとても大切です。

商品名「ロラメット」は一般名「ロルメタゼパム」という薬です。脳内で興奮を鎮める抑制性の神経伝達に関わる物質、ガンマ・アミノ酪酸《らくさん》の活性を高めることで気持ちを鎮め、催眠作用を示す睡眠薬です。肝臓への負担が少ない薬です。

Bさん

私は三十歳。弟が一人いる。父親は会社員で今年定年になった。母親は専業主婦だ。私は高校を卒業後に看護学校を出て看護師として総合病院に勤めていた。同じ病院の事務職の男性と結婚して妊娠を機に二十二歳のときに退職した。夫は現在三十五歳で事務次長になっている。夫婦関係はうまくいっている。子供は八歳になる娘が一人。子育ても別に問題はない。一年前に子育てが一段落してからパートで老人保健施設に勤めている。忙しいけど、老人のお世話は嫌いじゃないので仕事はやりがいがあり充実している。

四月

その日は施設入所者の認知症のおばあちゃんが転んで右の大腿部《だいたいぶ》を骨折してしまい、病院に連れて行って入院の手配をしたりで忙しかった。疲れていたけど仕事帰りにスーパーで買い物をした。店内は混んでいた。レジの行列に並んでいるときに急にドキドキしてきた。ノドが詰まるような感じがして息が吸えない。手足がしびれ、気が遠くなってきた。「大変！　倒れちゃう！」しゃがみこんだら店員が来て「大丈夫ですか？　顔色が悪いですよ」と言って救急車を呼んでくれた。救急車が到着したときには症状は治まっていたが救急病院に運ばれた。血圧や体温をチェックされ心電図・胸のレントゲン・採血検査をされた。担当の医者から「少し脈が速いが不整脈はなく他の検査も異常がないから疲れているだけで心配ないでしょう。一本だけ点滴しときましょう」と言われた。夫が来てくれて点滴後に帰宅した。

その後、しばらくは何ともなく普通に生活していた。

七月

夏休みに夫の実家に二泊した。子育てに干渉してくる姑が苦手で気を使い、おかげで夜あまり眠れなかった。帰り道で夫と子供たちを乗せて高速道路を走っていた。トンネルが連続している区間で突然ドキドキしてきた。ノドが詰まって息も苦しい。めまいがして気が遠くなってきた。「まずい！」なんとかパーキングエリアまでたどりついて、休んだら楽になった。夫に運転を代わってもらった。
その後、事故を起こすと大変なので高速道路を運転するのをやめた。
職場への通勤は市街地を片道十分くらいなので大丈夫だった。
しばらく何ともなかった。

十二月

娘を連れてデパートで買い物をしていた。エレベーターに乗った。娘と私の他に四人の人がいた。狭くて息苦しいなと思ったら突然胸がざわざわしてきた。ノドが詰まって呼吸が苦しく、汗が出てきて体がふるえた。心臓がドキドキする。次の階でおりて、近くの椅子に座って休んだら楽になったのでそのまま帰宅した。

いつ同じような発作が起きるのか心配で外に出られなくなった。ネットで調べるとパニック症（パニック障害）の症状そのものだ。職場に連絡し、一週間の休みをもらうことにした。買い物は夫が仕事の帰りにしてきてくれるようになった。仕事もできない、家事もできない。家族に迷惑をかけている。私は役に立たない人間だ。自分に自信がなくなり、夜眠れなくなり、食欲もなくなった。一週間たっても仕事に行けるようにはならなかった。

大きな病院で診てもらったら、という夫の勧めで総合病院の内科を受診した。心電図・胸のレントゲン・採血検査を受けたが、すべて異常ないので心療内科を受診するよう言われ、紹介状を書いてもらい、心療内科に予約を入れた。

翌年二月

心療内科の待合室は混んでいた。息苦しいので少し離れたところで立って待っていた。診察室のドアが開いて「Bさん」と五十歳くらいの真面目そうな男の医者が私の名前を呼んだ。診察室に入ると私と医者の二人きりで看護師はいなかった。

医者「××先生からのご紹介ですね。紹介状によりますと、突然動悸《どうき》・過呼吸・めまいなどの症状が発作性に起き、内科的には異常がないとのことですね。このような症状が一番最初に起きたのはいつですか？」

私「去年の四月です」

医者「その時のこと、教えてください」

私「スーパーで買い物をしていてレジで順番を待っていて、だんだん自分の番が近づいてきたときにドキドキしてきたんです」

医者「それで？」

私「呼吸が速くなって息が吸いにくくなって、手足がしびれてきて立っていられなくなりました。店員さんが救急車を呼んでくれて救急病院に運ばれました」

医者「このまま死んじゃうんじゃないかとか、発狂しちゃうんじゃないかと思いました？」

私「呼吸が止まって死んじゃうんじゃないかって思いました」

医者「そうですか。でも実際には止まらなかった」

私「ええ。救急車が来たときには治ってました。病院でいろいろ検査されて『疲れでしょう』って。点滴されて帰りました」

医者「二回目は？」

私「去年の夏に高速道路で急に苦しくなって……」

医者「その次は？」

私「暮れにデパートのエレベーターの中で……それから外に出るのが怖くなってしまって……いつまた発作が起きるのかと、いつも不安です。車の運転もやめ、仕事を休んでいます。食欲がなく夜も眠れないんです。……パニック症なんでしょうか？」

医者「そうですね。パニック症だと思います。まずパニック発作という強い不安の発作が何回か起きます。内科で詳しい検査を受けて、不整脈などの心臓の病気、甲状腺機能亢進《こうしん》症などのホルモンの病気など内科の病気は否定される。でも、いつパニック発作がまた起きるかもしれないとの不安が持続するようになります。この持続的な不安を予期不安といいます。そのうち予期不安のために外出ができなくなります。すぐに助けを呼べない場所とかすぐに逃げられない場所が怖くなり、そういう場所に行けなくなる症状を広場恐怖とか空間恐怖といいます。こうなると二次的にうつ状態になることが多いんです。Bさんの症状はこれらにあてはまっています。

パニック発作は脳の中の不安の中枢である扁桃体《へんとうたい》という部分のセロトニンの働きが低下していることが関係していると考えられており、セロトニンを増やす薬が有効です。ジェイゾロフトというお薬を飲んでみてください。この薬は抗うつ薬なのでうつ状態にも効きます。即効性がありませんから、はじめのうちは即効性に不安を鎮めるソラナックスという薬を一緒に飲むようにして、ジェイゾロフトの効果が十分でてきたらソラナックスはやめていきましょう。夜ぐっすり眠ることも大事です。なかなか寝付けないときはレンドルミンという睡眠薬を飲んで睡眠を確保しましょう。

動悸・過呼吸などパニック発作の体の症状は交感神経が過剰に働くために起きてきます。動物が敵の姿を察知したときに逃げるか戦うかの反応をします。そのときに交感神経が活発に働きます。心臓は体のすみずみまで血液をめぐらそうとドクドク収縮します。

また酸素がいっぱい必要なので呼吸も速くなります。緊張したときに働く交感神経とリラックスしたときに働く副交感神経のバランスが大事です。交感神経と副交感神経をあわせて自律神経といいます。このバランスが崩れた状態がいわゆる自律神経失調症です。自律神経を安定させるために規則正しい生活をしてください。食欲がなくても、量は少なくていいから一日三回何かしらお腹に入れてください」

私「職場から診断書を出すように言われてて……書いていただきたいんです」

医者「パニック症の病名で書いてよろしいですか？」

私「職場にパニック症みたいでと話して休んでますので、それで結構です」

「パニック症のため、当院で外来加療します。今後三カ月の自宅療養が必要です」との診断書を書いてもらった。

夕食後にジェイゾロフト25ミリグラム1錠、ソラナックス0・4ミリグラム1錠を朝昼夕毎食後1錠ずつ、さらに発作時には1錠頓服で追加、寝る前にレンドルミンという睡眠薬0・25ミリグラム1錠を一週間分処方された。採血もされた。

その日の昼から薬を飲み始めた。ソラナックスを飲むと少しボーッとした。食事を何とかかとるようにした。睡眠薬でよく眠れるようになった。

一週間後

医者「この一週間いかがでした？」
私「発作は起きませんでした」
医者「お薬はきちんと飲んでましたか？」
私「はい」
医者「薬を飲んで、何か具合悪いことはありませんでしたか？」
私「少し眠いです」
医者「夜ぐっすり眠れてましたか？」
私「はい。ぐっすり寝ても、日中眠くなります」
医者「何とか我慢できる範囲ですか？」
私「仮眠をとってましたから」
医者「お昼寝は何時間くらい？」
私「二時間くらい」
医者「何時から何時くらいまで？」
私「お昼ごはんのあとから、三時くらいまで」

医者「それくらいなら夜の眠りに影響しないと思います。ただそれ以上長く昼寝をすると、夜寝付きが悪くなる可能性がありますので、それ以上はお昼寝しないようにしてください」

私「はい」

医者「ジェイゾロフトを飲んだ後、気持ち悪くはならなかったですか？」

私「ならなかったです」

医者「ジェイゾロフトは１００ミリグラムくらいまで使う薬です。夕食後のジェイゾロフトを25ミリグラムから50ミリグラムに増やしてみましょう」

その日の夕食後から50ミリグラムになったが、飲んだ後、別に気持ち悪くはならなかった。

その一週間後、ジェイゾロフトは朝25ミリグラム、夕50ミリグラムで合計75ミリグラムに増量された。

さらに一週間後ジェイゾロフトは朝夕とも50ミリグラムで合計１００ミリグラムに増量された。ソラナックスは朝と夕が０・４ミリグラム１錠、昼は０・５錠に減量された。パニック発作は起きていないが、まだ不安はあり買い物に行けない。

夫は嫌な顔もせず家事を手伝ってくれ、ゆううつな感じはだいぶなくなってきた。

三月

医者「調子はどうです？」
私「ノドが詰まったような感じがあるので耳鼻科で診てもらいましたが何ともないと言われました」
医者「今でもノドが詰まったような感じが続いているんですか？」
私「はい」
医者「ノドの詰まりに直接効く西洋薬はないんです。漢方薬を使ってみましょうか。東洋医学ではノドにあぶった肉片が詰まっている感じとか梅干の種がつかえている感じという症状は体の中を上から下にめぐっている『気』がノドにうっ滞している症状と考えます。この症状に効く漢方薬があります。漢方薬はもともとは中国で発達したもので日本には江戸時代に入ってきました。検査がない時代に、こういう症状でこういう体質の人にはこの薬が効くということが経験的に決められました。舌べろの所見と脈とお腹の所見で薬を選ぶことが今でも行われています」
舌べろを見せてくれと言われた。両手首の脈を触って、うなずきながらカルテに書いた。

医者「診察台に横になって、お腹を出してください。足は伸ばしたままで結構です」

あちこち触られ、ここは痛くないか、つかえた感じはしないかと聞かれた。

医者「足が冷えませんか？」

私　「冷えます」

足を靴下の上から触って

医者「確かに冷えてますね。半夏厚朴湯《はんげこうぼくとう》という漢方薬が効くと思います」

ジェイゾロフトは朝・夕食後にそれぞれ50ミリグラム1錠ずつ服用しており、ソラナックスは朝昼夕とも0・5錠ずつに減量になった。半夏厚朴湯《はんげこうぼくとう》という漢方薬を1袋ずつ、朝昼夕食前に追加処方された。

四月

発作は起きておらず、ノドの詰まりも気にならなくなり食事もとれるようになった。夜も眠れている。ただ、買い物に行くのはまだ不安だ。

五月

医者「調子はいかがですか？」
私「発作は起きていません。でも不安はまだあって買い物にも行けません」
医者「病気自体はだいぶ良くなっているんだと思います。これからはパニック発作が起こりそうだからと避けている場面に実際に段階的に少しずつ当たって自信をつけていきましょう。パニック発作で死ぬことはありません。過呼吸がひどくなると失神することはありますけど死にません。
最初に発作が起こったのは一人でスーパーで買い物をしてレジ待ちをしているときでしたね。二回目は家族と一緒で高速道路を運転中、三回目はデパートで買い物中にエレベーターの中で、でしたね。
段階的に徐々に慣らしていけば、うまくいくと思います。最悪どんなことが予想されますか」
私「発作が起きて倒れてしまう」
医者「するとどんなことが起きますか」

私　「救急車で運ばれる。みんなが自分を見て恥ずかしい。店の人に迷惑をかける」

医者「最悪でも救急車が呼ばれて運ばれる。みんなに見られて恥ずかしい。店の人に迷惑がられる、ですね。でも死ぬことはないんなら、開き直って当たって砕けろです！」

私　「先生にとっては他人事《ひとごと》でしょうけど……」

医者「最良の場合は？」

私　「発作が起きないってことですか？」

医者「そうすると自信がつきますよね。普通、最悪のことが起きる確率、最良のことが起きる確率は低くて、その中間のことが起きることが多いんです。ただ、高速道路の運転は一応やめときましょう。

まず、ダンナさん同伴で空《す》いている時間帯にコンビニに行ってみましょう。あらかじめ買うものを決めておき、買ったらすぐ店を出ましょう。発作が起きそうになったときのためにソラナックスを1錠持っていきましょう」

私　「診断書の期限が切れるんですけど……」

医者「さらに三カ月、自宅療養継続で診断書を書きますね」

その二日後

夫とコンビニに行った。夫がそばにいれば安心なので買い物できた。発作は起きなかった。

一週間後の外来

医者「コンビニに行ってみました？」
私　「行きました」
医者「どうでした？　ちゃんと買い物できました？」
私　「はい」
医者「ソラナックスは必要でしたか？」
私　「いえ、持ってはいきましたけど。飲みませんでした」
医者「がんばりましたねぇ。次はダンナさんに外で待ってもらい、空《す》いている時間帯に、一人でコンビニで買い物をしましょう」
　これもできた。
医者「次は空《す》いている時間帯にスーパーにダンナさん同伴で行きましょう」
　これも大丈夫だった。
　その後、一人で行ったが大丈夫だった。もう治ったんだろうか。
　そういえば、しばらく髪のセットをしていなかった。美容院に行くのは不安だったがソラナックスを持っていった。髪型をショートに変えた。
不安はまだあるが、自信がついた。

次の外来

医者「調子はどうですか？」
私　「美容院に行って髪型を変えました」
医者「またきれいになりましたね」
　お世辞だと思ったがうれしかった。
医者「ジェイゾロフトはこのまま続けましょう。ソラナックスはそろそろやめていきましょう。急にやめるとリバウンドで不安感やイライラ感が出たり、不眠になったりすることがありますから、徐々に減らすことが必要です。まず朝のソラナックス0・5錠をやめて、二週間したら、夕のソラナックス0・5錠もやめましょう。処方は朝夕とも同じで処方しますので、今お話ししたようにしてください。それで、もし減らしてリバウンドの症状が出たら無理せず、朝夕とも0・5錠ずつ続けてください」
　翌朝、ジェイゾロフト50ミリグラム1錠だけ飲んで、ソラナックスはやめた。別に具合悪くならなかったので、三週間目から夕食後のソラナックスもやめた。

医者「ソラナックスは減らしていましたか?」
私「もうやめています」
医者「やめてから、不安とかイライラとか不眠とかリバウンドの症状はないですか?」
私「別にありません」
医者「ジェイゾロフトと漢方薬はちゃんと飲んでますか?」
私「ジェイゾロフトはちゃんと飲んでいます。漢方薬はお昼の分を飲み忘れることが多くて、結構余っています」
医者「パニック症の症状は半年くらいの間に良くなることが多いんですが、そこで薬をやめると再発が多いので、ジェイゾロフトはきちんと飲み続けてください」

八月

医者「調子はいかがですか?」
私「調子いいです。そろそろ診断書の期限が切れるんですけど、仕事に戻ってみたいと思います」
医者「初めは午前中だけで週三日とかから始めて、段階的に復帰するようにしましょう。職場復帰可能だけど、段階的に復帰する必要があるって内容で診断書を書きますね」

◆ドクターのコメント◆

Bさんはパニック症です。突然、心臓がドキドキ激しく高鳴り、息が苦しくなり、汗が出て、体が震え、めまいがして、「このまま死んでしまうのではないか」とか「発狂しちゃうんじゃないか」という強い恐怖や不快感が高まる発作をパニック発作と呼びます。救急車で病院に運ばれますが、たいていは救急車の中で発作はおさまります。病院で心電図、胸のレントゲン、採血などの検査を行われますが、それらの検査で異常がなく不整脈や甲状腺機能亢進症《こうしんしょう》など体の病気が否定された場合に「ストレスによるものでしょう」と言われ点滴されて帰宅します。

このような出来事が何回か重なると心療内科か精神科を紹介されます。

不安になるような特定の状況でないのに（したがって発作を予期できません）パニック発作が二回以上起き、一カ月以上、いつ発作があるかとの不安（予期不安といいます）が続き、外出や車の運転を避けたり、日常生活に支障をきたす病気がパニック症です。

動物が敵の姿を見つけたとき、逃げるか戦うかの反応をします。自律神経（交感神経と副交感神経）のうち交感神経が優位になり心臓は大量の血液を体のすみずみまで送ろうと一生懸命働くためドキドキし、また酸素をたくさん体に取り込もうとして呼吸も速くなります。パニック発作も危険を察知したときの反応なのです。パニック発作は脳の中の不安の中枢である扁桃体《へんとうたい》という部分を中心とする脳回路の機能不全によって起きると考えられており、セロトニンを増やすジェイゾロフトなどの抗うつ薬が有効です。ただ抗うつ薬は即効性がないので、最初は対症療法的に即効するソラナックスのような抗不安薬を併用した方が良いことが多いようです。

パニック発作がコントロールされ持続的な不安感が軽くなったら、「暴露療法《ばくろりょうほう》」といわれる、不安を誘発する場面や状況に段階的に当たる方法を行います。これらの場面や状況に実際に当たって、「大丈夫だった」という体験を重ねてゆくことが必要なのです。失敗したら、もっと不安を起こす程度が低い状況への暴露（自分を曝《さら》すこと）に戻してトライします。その後、それより不安が強い状況や場面に自分を曝して慣らしてゆきます。「七転び八起き」であきらめないことが大事です。

「気」と漢方薬「半夏厚朴湯」

東洋医学では地球に普遍的に存在するエネルギーを「気」と呼び、すべての生物は気が閉鎖空間をつくったものと考えます。気が体の中を順調にめぐっていればいいのですが、気がノドで滞《とどこお》ると、あぶった肉片や梅干の種のようなものがノドにいつも引っかかっているような不快感が生じると考えています。こういう症状には「半夏《はんげ》厚朴湯《こうぼくとう》」という漢方薬が効くことがよくあります。東洋医学はもともといろいろな検査がない時代に発展した医学体系です。自覚症状だけでなく、患者さんの体質や脈の性状・お腹の所見・舌の性状を参考にして数多くの漢方薬の中から効く可能性が高い特定の漢方薬を選択します。

Cさん

僕は三十二歳、独身だ。三人兄弟の長男で姉と弟がいる。もともと細かいことにこだわる性格できちんとしていないと気持ちが悪くて落ち着かない。物事は白黒はっきりしていないといけないと思うし、あいまいなことは嫌いだ。グレーは許せない。大学時代ゴルフ部に所属していたが、コースに出るときはげんをかつぐのが常だった。前の晩には必ずトンカツを食べたりした。パターのとき、いろいろ考えてなかなか打てず、先輩から怒られた。

大学を出てから今の会社に就職し、経理の仕事に就いている。

六月

ある日、上司に仕事のミスを指摘された。単純な計算ミスだった。それから、何回も計算間違いがないか確認を繰り返すようになった。

七月

時間内に仕事を片付けられず、残業しないと仕事が終わらないようになった。はじめは仕事中だけだったが、次第に仕事以外にもいろいろ確認しないと気がすまないようになっていった。電車のホームでは自分の乗る電車が何番線かを確認する。間違えたんじゃないかと不安になりわざわざ階段を渡りなおして、間違えていないことを確認する。

二番目に並んでいると電車が来たときに前の人を突きとばしちゃうんじゃないかという考えが浮かび、怖いので次の電車を待って最前列に並ぶようになった。でも最前列にいると電車が来たとき、つい自分が飛び込んじゃうんじゃないかと不安になる。ようやく電車に乗ると降りる駅が気になる。降りる駅を間違えるのではないかと落ち着かない。

昼に会社の屋上に出ると飛び降りちゃうんじゃないかという恐怖に駆られる。ばかばかしい。でも屋上から下を見ると吸い込まれるような感じだ。

マンションの自室に帰ると、まず鍵をちゃんと閉めたかを確認せずにいられない。水道を閉め忘れていないか、ガスの元栓は閉めたか、窓の鍵を閉め忘れていないか、何回も確認を繰り返すようになった。一旦部屋の明かりを消してベッドに入るが、泥棒が入ったらどうしようと閉め忘れが気になって鍵を必ず五回、「よし」と指差し確認してから布団に入るようになった。でもまた気になる。枕の位置も定位置でないといけない。腕の位置はどうしたら一番いいのか。結局腕組みをして寝るようにしたが、なかなか寝付けなくなった。目覚まし時計のセットはしてあったっけ？

朝目を覚ますと、今日は何月何日何曜日かを確認する。ゴミの日も間違えてはいけない。カレンダーに燃えるゴミの日と燃えないゴミの日を色分けして書いてあるが、そもそも日にちが間違っていたら大変なことになってしまう。朝食べるパンの賞味期限は過ぎていないか、もし過ぎていたらお腹をこわして会社で大変な思いをする。確認しよう。家を出るときも鍵を何回か閉めたり開けたりを繰り返し、時間がなくなって急いで家を出るが途中で引き返して鍵を確認するため、遅刻するようになった。歩くときも左足から出さないと悪いことが起きそうな気がして必ず左足から歩き出す。左足を出すときに右手を前に振らないといけないわけだが、左手をうっかり出してしまうと元の位置に戻ってやり直さないといけない。ばかばかしいと思うがやめられない……。

ネットで調べた強迫神経症（強迫症、強迫性障害）の症状にぴったり当てはまる。

九月

遅刻が多く、また残業時間が月八十時間を超えるようになり、産業医の面談を受けるよう上司から言われた。産業医に事情を説明したところ心療内科を受診するよう言われ、紹介状を渡された。自分でもちょっとおかしいと思っていたので心療内科に予約を入れた。

十月

遅刻するわけにいかないので予約した時間の一時間前に待合室の椅子に座った。診察室のドアが開いて五十がらみの男の医者が「Cさん」と呼んだ。椅子に座って医者と向き合って座った。医者と僕の二人きりだった。

医者「おはようございます。今日はどういうことでこちらに来られたんですか？」

僕「いろんなことを何回も確認してしまうんです」

医者「いつごろからですか？」

僕「三カ月前に仕事でミスをしてからです」

医者「どんなお仕事なんですか？」
僕「経理です。仕事がら間違いは許されないんです。何回も間違いがないか確かめるようになって。仕事がなかなか終わらないようになってしまいました」
医者「仕事の時だけ？」
僕「はじめは仕事だけでした。だんだん家でも鍵とかガスの元栓とか水道の蛇口とかも気になってきて、何回も確認するようになりました」
医者「確認に時間はどれくらいかかります？」
僕「時間は計っていませんので……」
医者「朝起きてから夜寝るまで、どんなことをどんなふうに確認するのか、具体的に聞かせてください」
僕「朝、家を出て鍵をかけるときに七回開けたり閉めたりします。その後駅まで歩きですが、歩くとき左足から出さないと悪いことが起きそうな気がして左足から歩き出します。途中で家の鍵をかけ忘れたんじゃないかと気になって引き返します。家に着いて鍵を七回開けたり閉めたりして確認してまた駅に急ぎます。たいてい家に戻るのは一回ですみますが、二回くらい戻ることがあって、そうなると電車に乗り遅れます。だから今は朝五時には起きるようにしています。目覚まし時計で起きるんですけど、アラームを間違いなくセットしたか気になって確認するのでなかなか寝付けません」

医者「よくわかりました。『強迫観念』という強い不安を引き起こす考えやイメージが持続的に繰り返し起こってきて、それにとらわれてしまい、不安をうち消す行為である『強迫行為』を繰り返し行わずにいられない。ちゃんとやれていないいんじゃないかという強迫観念と、それによる不安を打ち消す強迫行為のセットがあって、日常生活に多大な支障が出ているので、強迫症、昔の言葉でいうところの強迫神経症だと思います。

この病気には脳の中のセロトニンを増やす薬が有効なことがわかっています。パキシルという薬を飲んでみましょう。不安の中枢である脳の中の扁桃体《へんとうたい》という部分の過剰な活動を抑え、さらに前頭葉の働きも抑えることでいろいろな「こだわり」を軽減すると考えられています。

飲んですぐに効くわけではなくて一〜二週して少しずつ、なんとなく気にならなくなるという感じで効いてきます。セロトニン神経は胃腸にも分布していて、空腹時に飲むと、お腹が刺激されて、吐き気がでることがありますので、夕食後すぐに飲んでください。はじめはお腹を徐々に慣らしてゆくために10ミリグラムという少ない量から始めて一週間ごとに増量してゆきます。夜はちゃんと眠れていますか？」

僕「目覚まし時計をちゃんとセットしたか気になって眠れないことがよくあります」

医者「寝る前に睡眠薬としてレンドルミンという薬を飲みましょう。睡眠を確保することは脳の疲れをためこまないためにとても重要です」
僕「上司から診断書をもらってくるよう言われたんですが……」
医者「強迫症のため、今後当院で外来加療します。仕事の負担の軽減が必要です、と書きますね。よろしいですか？」
僕「はい」

パキシル10ミリグラム1錠を夕食後、寝る前にレンドルミン0・25ミリグラム1錠、一週間分が処方された。その日は採血もされた。

帰ってから夕食後すぐにパキシルを飲んだが、なんか胃がムカムカした。早めにレンドルミンを飲んだらいつの間にか眠れた。

一週間後

医者「前回の採血では異常ありませんでした。お薬を飲んでいかがでした？」
僕「パキシルを飲むと、はじめのころ、胃がムカムカしました」
医者「今はどうですか？」
僕「おとといあたりから、ムカムカしなくなりました」

医者「毎日飲めてました？」
僕「はい」
医者「食事はちゃんととれてます？」
僕「ムカムカしなくなってから、ちゃんと食べられてます」
医者「夜眠れてましたか？」
僕「睡眠薬を飲めば眠れます」
医者「確認はどうです？」
僕「変わっていませんね」
医者「仕事には行けてました？」
僕「ええ」
医者「診断書は出しましたか？」
僕「はい」
医者「仕事の負担を軽くするようにと書きましたけど、具体的に何か配慮してもらえましたか？」
僕「同じ業務にもう一人つけてもらったので大分楽になってます」
医者「そうですか。パキシルという薬は強迫症では50ミリグラムまで使うことが多いです。一週間〜二週間単位で10ミリグラムずつ増やしていってみましょう。夕食後10ミリグラム2錠で出しますので、夕食直後に飲んでください。胃のムカムカが出て困るようなら1錠に減らしてください。寝る前のレンドルミンは継続しましょう」

胃のムカムカは出なかったのでパキシルは10ミリグラムを2錠ずつ毎日飲んだ。

さらに一週間後

医者「この一週間はいかがでした？　パキシルは2錠ずつ飲めましたか？」
僕「ムカムカしなかったので2錠ずつ飲んでました」
医者「確認はどうです？」
僕「相変わらずです」
医者「大体、何回確認することが多いですか？」
僕「七回ですね、ラッキーセブン」
医者「ははは……ごめんなさい。確認をたとえば三回に減らすってできそうですか？」
僕「どうでしょう……」
医者「やってみてください。パキシルを20ミリグラム1錠と10ミリグラム1錠にしてみましょう。合計30ミリグラムです。やはり夕食直後に飲んでください。ムカムカしてつらいようなら20ミリグラム1錠だけに減らして結構です。夜眠れているようならレンドルミンを0・5錠に減らしてみてください」

少しムカムカしたが、二~三日で平気になった。確認を三回にして指差し確認し「よし」と口に出して言うと打ち切れることもあった。

十一月

医者「調子はどうですか?」
僕「確認はだいたい三回で打ち切れるようになりました」
医者「パキシルは30ミリグラム飲めていますか?」
僕「はい」
医者「飲んでて何か具合悪いことはありませんか?」
僕「ないですね」
医者「レンドルミンは半分にしていました?」
僕「はい」
医者「それで眠れてましたか?」

僕　「はい」
医者「仕事はどうですか？　遅刻や残業は？」
僕　「残業は月二〇時間以内くらいに収まっています。遅刻はしてません」
医者「パキシルを40ミリグラムまで増やしても大丈夫そうですか？」
僕　「増やした方がいいんでしょうか？」
医者「パキシルを40ミリグラムにすると確認をもっと減らせるかもしれません」
僕　「じゃ、増やしてください」
医者「パキシルは20ミリグラム1錠と10ミリグラム2錠で二週間処方します。何か具合悪かったら10ミリグラムの錠剤は1錠だけにして結構です。念のため採血して肝機能とかチェックしておきましょう」
採血された。
パキシルを40ミリグラムにしてから、日中すこし眠くなるが、我慢して飲み続けた。

次の外来

医者「前回の採血ではすべて異常ありませんでした。肝機能も正常です。パキシルは40ミリグラムで飲めてましたか？」

僕　「はい」

医者「飲んでて何か具合悪いことはありませんでしたか？」

僕　「少し眠いです」

医者「夜ぐっすり眠れてます？」

僕　「はい」

医者「もうレンドルミンを飲まなくても眠れるかもしれませんので、レンドルミンは布団に入って三十分して寝付けなかったら飲む、頓服に変えてみましょう」

レンドルミンを飲まなくても眠れるようになった。

六カ月後

医者「調子はいかがですか？」

僕　「確認は少し減りました。なにかふっきれるような感じになってきました」

医者「確認を二回だけにして、後は我慢するということはできそうですか？」

僕　「わかりません」

医者「不安という感情は時間がたつと、自然に軽くなることがわかっています。仕事の計算の確認を二回だけにする。鍵の確認も二回だけやって、我慢する。ほかの確認もすべて二回だけにしてください」

僕「やってみます」

二回確認したら、指差し確認をして「よし」と言うと、その後確認しないでその場を離れるようにしてみた。最初はきつかったがだんだん慣れてきた。

七カ月後

医者「どうでしたか？」

僕「二回確認したら指差し確認をして『よし』と声を出すと大丈夫でした」

医者「指差し確認か、いいですね」

うれしそうだ。

九カ月後

医者「今度は確認は一回だけにして指差し確認し『よし』と声を出すようにしてみましょう」

僕　「やってみます」

次の外来

医者「どうでした？」
僕　「大丈夫でした」
医者「がんばりましたね。今度は一回確認し指差し確認し頭の中で『よし』と言って声は出さないってのはどうですか？」
やっぱり、うれしそうだ。
僕　「やってみます」
一年後には確認行動を打ち切れるようになった。パキシル40ミリグラムは毎日飲んでいる。

◆ドクターのコメント◆

Cさんは強迫症です。
電車の手すりやつり革に触れた後で、手にばい菌がついたかもしれないと思う　↓　手を洗う　↓　安心する　↓　洗い残した部分があるかも　↓　また手を洗う　↓　……と何回も手を洗うという経験は皆さんにもあると思います。しかし、手を洗い続けて石鹸を毎日一個ずつ使う、一日中手袋をはめて生活する、外出して帰宅すると必ず入浴し服を下着まで着替える、といったことになると、日常生活への支障が大きくなり強迫症と診断されます。発症年齢の平均は二十歳前後で、強迫観念・強迫行為に費やす時間は一日一時間以上とされています。

Cさんの確認強迫は「鍵をかけ忘れた、泥棒に入られる」という強迫観念　↓　「鍵を確認する」という強迫行為　↓　いったん安心するが、直後またかけ忘れた気がする　↓　確認する　↓　いったん安心するが、またかけ忘れた気がして不安になる　↓　確認する　↓……というものです。

強迫症は脳内のセロトニンの機能の異常が原因として考えられており、治療として「パキシル」（これは商品名で、一般名は「パロキセチン」）などのセロトニン再取り込み阻害薬といわれる薬が使用されます。薬の効果が十分でてきたら、不安を起こす強迫観念　↓　不安を打ち消す強迫行為　↓　強迫観念　↓　強迫行為　↓　……の悪循環を断ち切るために強迫行為の回数を減らし不安を持ちこたえ我慢するようにします。不安は時間がたてば徐々に減ってくることがわかっており、我慢することで不安が減ることを身をもって体験してもらいます。最終的に確認行為が一回ですむようになればしめたものです。

Cさんのように自分の強迫行為がばかばかしいものだという自覚がある場合は割と治りやすいのですが、ほとんど習慣化して自覚がなくなると治りにくくなります。

Dさん

僕は四十歳。三人兄弟の長男で、一浪して文科系の私立大学を出てから、親のつてで入った会社でずっと事務仕事をしてきた。性格は生真面目で、融通がきかないとか冗談が通じないと他人から言われる。同い年の妻と大学生の娘との三人暮らしだ。家庭的にも仕事にもこれといった不満はなかったが何かマンネリな生活に飽きてきていたことも事実だ。そんなとき知人から「自分の会社で新しい部門を立ち上げるから来てほしい」と誘われた。いろいろ悩んだがその話に乗ってみようと思った。妻に相談したら「やってみたら？　応援するわ」と言ってくれた。

二月

会社に退職届を出した。しかし、その後知人の会社の新部門立ち上げは立ち消えになってしまった。僕は目の前が真っ暗になった。家のローンを抱えているし、娘も大学通学中だ。かといって退職届を出してしまった会社に頭を下げて退職を撤回するとはとても言えなかった。

ハローワークに行き、職探しを始めた。なかなか中途採用の口はなかったが、警備の仕事がみつかった。面接を受け採用された。昼間の仕事を希望したのに、いざ始まってみると夜勤だった。朝帰ってきても、眠れない。午後三時ごろ起きるがボーッとして食欲もない。無理して食べると下痢する。夕方仕事に行くが、体がだるい。いよいよ体の調子が悪くなり、一カ月で辞めた。妻は何も言わなかった。それがよけいつらかった。妻はパートで働くようになった。

四月

家のローンはちゃんと払えているのか、払えなくなったら家を明け渡すしかない……。娘も大学を中退しなければならないだろう……。僕のために家族はめちゃめちゃになってしまう……。

夜全く眠れなくなった。食事も水分ものどを通らない。

五月

ゴールデンウィークのある日、一睡もできなかった。僕が死ねば保険金で何とかなるだろう。死ぬしか道はない。朝早く、キッチンで包丁を手にしていたら、妻に見つかった。「何してるの！」

休みで家に戻ってきている娘も飛んできた。「お父さん、やめて！」

「すまない！　死ぬしかないんだ！」と僕は叫んだ。娘が僕の手を押さえ、妻が救急車を呼んだ。救急隊が到着した。僕は床に頭を思い切り打ち付けた。救急隊が警察を呼んだらしくパトカーが来た。警察官に抑えられて、精神科病院に運ばれた。病院に着いたのはわかったが体に力が入らず動けなかった。警察官三人と病院の職員に抱えられ、車椅子に乗せられて、病室に運ばれた。声も出せない。体温や血圧が調べられた。

医者「Dさん、わかりますか？　どういうことで、ここに来られたかわかりますか？」

声が出せない。

僕「……」

医者「今日からこちらの病院に入院してゆっくり休養してください」

看護師が点滴を始めた。

医者「これからホリゾンという精神安定剤の注射をゆっくりします。

私はあなたのお力になりたいと思っています。何かお話しになりたいことがあったらおっしゃってください」

注射液が体に入ってきたようで少し気持ちが楽になってきた。

僕「……助けてください。眠らせてください」

少し声が出た。医者の顔も見えた。信頼できそうな人だ。体は動かない。

医者「深呼吸してください」

聴診器で僕の胸の音を聞いていた。

医者「大丈夫そうですね。今日は精神安定剤と睡眠薬を飲んでゆっくり休みましょう」

錠剤2錠を口の中に入れられた。吸い飲みで水を入れてもらい、少しむせたが何とか飲み込めた。のどがカラカラに渇いていたので水がおいしかった。その後、久しぶりに眠ることができた。

入院翌日

朝目が覚めると体は以前と同じように普通に動けるようになっていた。看護師さんがおかゆを持ってきてくれた。あまり味は感じなかったが半分くらい食べた。

医者「おはようございます。昨日は眠れましたか？」

僕「はい。しばらくぶりに眠れました」

医者「朝食は食べられましたか？」

僕「はい」

医者「昨日の夜のことを覚えていますか？」

僕「覚えています。昨日は声も出せなかったし、体も動きませんでした。ご迷惑をおかけしました」

医者「どうして死のうというところまで追い詰められたんですか？」

不覚にも涙が出てきた。

僕「……僕がいけないんです。勤めていた会社を辞めちゃったんです。僕は馬鹿なんです。家を失ってしまう。娘も大学を辞めないといけない」

医者「昨日奥さんからお話を伺いましたが家は大丈夫そうですよ。娘さんも大学を続けられそうですよ。今日の午後、家族の方が面会に来られますのでお話ししてみてください」

午後二時に妻と娘が来た。

医者「今朝、採血しましたが、検査結果は特に異常ないです」

妻「お父さん、大丈夫？　家は何とかなるわ」

娘「私、アルバイトするから、学費払えるよ」

僕「すまない……迷惑かけて……」

また涙が出てきた。

医者「Dさんはうつ病という病気だと思います。うつ病になると明るい部分が見えなくなって暗い部分しか見えなくなってしまいます。自分自身にも、将来にも希望が持てなくなってしまうんです。そうすると死ぬしかないという結論になってしまうことがあります。うつ病から回復すると、必ず明るい部分が見えるようになって冷静に考えられるようになります。悲観的な感情に流されて、衝動的な行動をとってしまうと、取り返しがつきません。死のうという行動は絶対とらないでください」

僕「……馬鹿なマネはもうしません」

医者「寝る前に昨日も飲んでいただいたジプレキサという気分を安定させる薬とベンザリンという睡眠薬を1錠ずつ出します。朝食・昼食・夕食後にワイパックスという不安を軽くする薬も1錠ずつ出します。うつ病は例えて言うと『心の骨折』みたいなものです」

と言うと紙に絵を書いた。

医者「足の骨にヒビが入った場合、ギプスで固定し安静にしさえすれば一定の期間で骨はくっつき治りますよね。痛いのに無理して歩いたりするとヒビは治らないばかりか、ヒビが大きくなったり深くなったりして本格的な骨折になってしまい治るのに余計時間がかかるようになってしまいます。心にヒビが入った場合も同様で、抗うつ薬というギプスを巻いて、無理と刺激を避けていれば一定の期間で治ります」

そんなものか……。

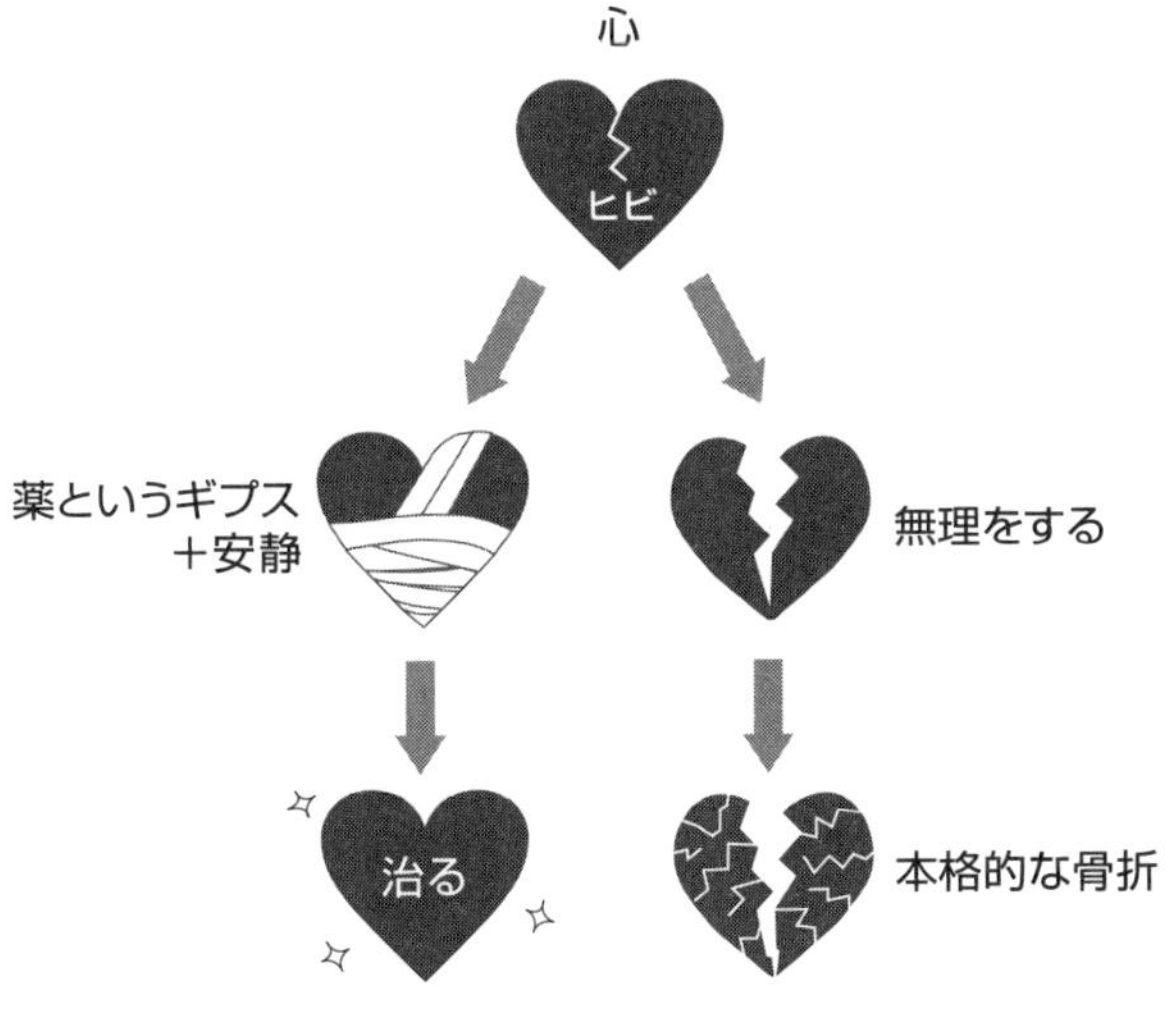

医者「個室から一般の部屋に移りましょう。六人部屋ですけど、はじめから周囲にとけこもうと無理なさらないでください。他の方とのかかわりは挨拶《あいさつ》くらいにとどめておいてください。夜、寝る前の薬を飲んでも寝付けないときには追加の薬が用意してあります」

僕「わかりました」

同じ部屋の人はおとなしそうな人たちだった。

食事はデイルームという患者たちの食堂のようなところで食べた。食欲が出ず、半分くらいしか食べられなかった。日中はときどきデイルームでテレビを見たり、本棚に置かれた本を読んだりして過ごしたが集中できなかった。その夜は、追加の薬をもらって寝た。

入院一週間後

食欲がだんだん出てきて、夜も眠れるようになった。妻は毎日面会に来てくれた。そういえば、最近しばらく妻とまともに話したことがなかった。「これからは一人で苦しまずに話してちょうだい」と妻は言った。

入院二週間後

医者「夜ぐっすり眠れてますか？」

僕「ええ、眠れています」
医者「暗いうちに目が覚めてませんか？」
僕「いいえ」
医者「目覚めの気分はどうですか？」
僕「少しボーッとしてますが悪くはないです」
医者「朝ごはんはちゃんと食べられてますか？」
僕「はい」
医者「昼食と夕食もちゃんと食べられてますか？」
僕「はい」
医者「お通じもちゃんとありますか？」
僕「少し便秘がちですけど、二日に一回くらい出てます」
医者「ゆううつな感じはありますか？」
僕「それはあまり感じなくなりました。これからの生活のことを考えると不安はありますけど。妻とも話し合ってしばらく休んでからにしようって思ってます。じたばたしてもしょうがないですから」
医者「そうですね。それがいいですね。入院生活で何か困っていることはないですか？」

僕「ちょっと退屈なくらいで別にないです。家に戻ってみたいんですけど、退院はいつごろできます？」

医者「病院にいるうちは気持ちが平静でも家に戻ると焦りが出てきて調子が悪くなることがよくあります。まず、外出の形で日帰りで家に戻ってみましょう。それで大丈夫だったら一泊二日の外泊をしてみましょう」

六月

外出許可が出たので、妻に迎えにきてもらい久しぶりに家に帰った。キッチンで包丁を見たら入院した日のことが思い出されて少し不安になった。夕方、病院に戻った。

医者「外出して、どちらに行かれたんですか？」

僕「家に帰ってみました」

医者「どうでした？」

僕「入院した日のことを思い出して……少し不安になりました」

医者「どんなふうに不安になったんですか？」

僕「キッチンに入ったとき、包丁を手にした記憶がよみがえってきて……」

医者「……」
僕　「あのとき、死んでなくてよかったです」
医者「ホント、そうですね」

七月

一泊二日の外泊に出た。自分の部屋の掃除をし本棚の整理をした。自分の家なのに夜なかなか寝付けなかった。追加の睡眠薬をもってきていたのでそれを飲んだらいつのまにか眠れた。
医者「外泊はどうでした？」
僕　「何か自分の家なのに緊張してなかなか寝付けませんでした。でも追加の睡眠薬で眠れました。あとはなんともなかったです」

その一週間後

二泊三日で外泊したが、ちゃんと眠れた。気持ちも平常心だった。

八月

医者「調子はどうですか？」
僕　「調子いいです」
医者「以前のほんとに調子がよかったときを一〇〇パーセントとすると今何パーセントくらいの状態ですか？」
僕　「八〇パーセントくらい」
医者「あとどういうふうになったら一〇〇パーセントになりそうですか？」
僕　「仕事をして、充実した生活をするようにならないと一〇〇パーセントにならないです」
医者「仕事のことは焦らないようにしましょう。そろそろ退院を考えてよろしいと思います。少し長めに外泊して、戻られたら、奥さんとも相談しましょう」
妻同伴で六泊七日の長期外泊をした。病院に帰ってから、僕・妻・主治医で三者面談をした。
医者「外泊はいかがでした？」
僕　「夜眠れてましたし、不安にもならなくて落ち着いて過ごせました」
医者「奥さんの目から見て、ご主人の様子はどうでしたか？」

妻「家のこと、いろいろやって少し疲れたみたい」
僕「たいして、やってないよ」
医者「奥さんから見て、調子がよかったときのご主人の状態を一〇〇パーセントとして、今の状態は何パーセントくらいだと思われますか？」
妻「そうね……八〇パーセントくらい」
医者「そろそろ退院しても大丈夫そうですか？」
僕「外泊中に相談してきたんですけど、退院したいと思います」

九月

退院になった。一週間に一回外来に通っている。あわせてデイケアに週四日通っている。自分では今はリハビリ期間と考えている。

そろそろ仕事を考えないといけない。主治医からは夜勤でなく、日中のみの仕事で残業も避け、初めはアルバイトからと勧められている。

◆ドクターのコメント◆

Dさんはうつ病です。几帳面でまじめな性格の方が無理に無理を重ねたあげくに発症するのが典型的な場合です。自分を責める傾向が強く自殺の危険があります。攻撃性や怒りを秘めていて、それが自分に向いたときにうつ病になるとの心理学的な説明がされることもあります。普段は攻撃性を抑えていて職場では和を重んじ愛想良くふるまい温和なのに、家に帰ると家族に対してはほとんど口をきかず無愛想（男性の場合）という方が多いようです。

笠原嘉《かさはらよみし》先生による、うつ病の患者さんに対しての「小精神療法」をもとにして患者さんに説明をしています。

①うつ病という病気であり単なるなまけや疲労ではありません。
②できる範囲で至急に心理的休息がとれる体制を作りましょう。
③お薬を飲むことが心理的休息とともに重要です。
④お薬と休養・養生で大体三〜六カ月で治ります。
⑤回復してゆく過程で症状に一進一退がありますので、一喜一憂しないようにしましょう。
⑥絶対に自殺を実行してはいけません。
⑦人生に影響するような重大な決断は保留にしましょう。

この説明はDさんのような生真面目な方のうつ病の場合にとても有効です。

商品名「ジプレキサ」は一般名「オランザピン」という薬です。統合失調症の他、躁うつ病のうつ状態・躁状態に使用される抗精神病薬です。うつ病の場合、一般的には抗うつ薬を使用しますが、自殺願望が強い方に抗うつ薬を使用すると焦燥感が高まり、逆効果になることがあり、そういう場合には糖尿病がなければ、ジプレキサが有効な場合が多いようです。ジプレキサは血糖値が上昇することがあるため、糖尿病の方には使えません。

Dさんは入院時、うつ病の症状が重く、精神的な原因で意識ははっきりしているのに声を出せない、体も動かせない状態（昏迷状態といわれます）でした。こういう場合に商品名「ホリゾン」（一般名「ジアゼパム」）という抗不安薬をゆっくり（急速に行うと呼吸が止まることがあります）静脈注射すると不安緊張が軽減して対話ができる状態になることがあり、この方法をホリゾンインタビューといいます。Dさんも、ホリゾンインタビューが非常に有効でした。

●うつ病

うつ病を発症する典型的な場合は以下のような場合です。

・勤勉でまじめだが融通が利かない人

・いくつかの仕事を同時並行で進めなければならない、などなんらかの課題に直面

・優先順位をつけられないため細部に拘泥《こうでい》しながら同時並行で全部をきっちりやろうとする　↓　なかなか進まない、どこかで手抜きをしないといけないのにそれができない　↓　消耗し挫折　↓　発病

日本人のうつ病の生涯有病率（生まれてから調査時点までの間、診断基準を満たす状態にあったものの割合）は約六％であったと報告されています。

米国精神医学会による精神疾患の診断・統計マニュアル第5版（DSM‐5）によれば、うつ病の症状として

①抑うつ気分
②興味・関心や喜びの喪失
③体重あるいは食欲の変化（一般には食欲不振と体重減少）
④睡眠の変化
⑤無価値観・自責感
⑥自殺念慮・自殺企図
⑦疲労感や気力の減退
⑧思考力や集中力の減退・決断困難
⑨焦燥感か抑制（考えが進まない、体も動きが減少）

が挙げられ、以上の①か②の少なくとも一つを含んで、五つ以上の症状が二週間以上存在し、以前と比べその人の社会的・家庭的機能に支障が生じている場合にうつ病（正確には「抑うつエピソード」）と診断されます。

無価値観や自責感が強くなると「微小妄想」といわれる妄想が形成されることもあります。妄想とは合理的な説明によっても訂正できない誤った確信のことです。

罪責妄想：取り返しがつかない過ちを犯したと確信して警察に出頭することがある

心気妄想：不治の病にかかっていると確信する

貧困妄想：お金がなくなったから治療費が払えない、と入院を拒否したりする

が挙げられます。

治療としては抗うつ薬といわれる脳内の神経伝達をつかさどっている、セロトニン、ノルアドレナリン、ドーパミンの働きを賦活《ふかつ》する薬の服用と、安静を守ることが基本となります。

Eさん

僕は二十八歳。父親は公務員であり、おとなしい性格で家の中では存在感が希薄だった。若い頃、うつ病にかかったことがあるらしい。母親は我の強い人で、パートで働いていた。僕は一人っ子で、同居していた父方祖母にかわいがられて育ち、甘えん坊だった。性格的には神経質で人見知りするたちだ。高校時代は成績がよく、現役で大学に合格し大学卒業後、今の会社の勤務を続けている。妻は四つ年上の三十二歳で会社に入ったとき同じ部署で親切にしてくれ付き合うようになり結婚した。妻は現在もパートで働いており、子供はいない。

四月

配置転換があり、事務職から営業に代わった。もともと社交的ではないし、自信がないので断りたかったが、断るわけにはいかなかった。その日の夜から、布団に入っても寝付けなくなった。アルコールは好きではないが眠るために飲むようになった。初めのころは眠りは浅いものの、何とか眠れていた。しかし、会社で上司に怒られる夢を見てはうなされ真夜中に目覚めて、その後はウトウトとしか眠れない日が続くようになった。だんだんアルコールの量が増えた。朝は気持ちが悪くて食事がのどを通らなくなった。

五月

お客さんと話をしていたら、突然汗が滝のように出てきた。額《ひたい》と手が特にひどい。ハンカチがぐっしょりになった。お客さんが怪訝《けげん》な顔をしている。焦れば焦るほど汗が出てくる。何とか話を切り上げた。

その日の夜はいつも以上にアルコールを飲んだが全然酔えず、ほとんど眠れなかった。次の日の朝、体が鉛《なまり》のように重かった。「風邪で熱があるので休ませてください」と会社に電話を入れた。

また同じようになったらどうしようと考えると仕事に行けなくなった。初めは有給休暇で休んでいたが、上司から心療内科を受診し診断書を書いてもらって提出するようにと言われてしまった。

六月

予約日に妻と一緒に心療内科を受診した。待合室は混んでいた。知り合いに会うと困るので少し離れたところに座った。医者が診察室のドアを開け「Eさん」と僕の名を呼んだ。五十歳くらいとおぼしき真面目そうだが風采《ふうさい》のあがらない男の医者だった。診察室に入り、すすめられた椅子に座った。看護師はおらず、医者と妻と僕の三人きりだった。

医者「どういうことで、こちらにいらっしゃったんですか？」

愛想はいいが、ぼそぼそと声が小さい。

妻「食欲がないんです。元気ないし」

僕「よく眠れないんです。毎日ゆううつで朝が特にひどいんです」

医者「何かきっかけはありましたか？」

僕「会社で異動があって、事務系からいきなり営業にかえられてしまって……ショックで夜眠れなくなりました。食欲もなくなり、仕事中に汗がたくさん出るようになって……仕事に行けなくなりました。毎日ゆううつで……」

医者「仕事を休んでからはどうなんですか？」
僕「あいかわらず落ち込んでます」
医者「ゆううつな気分は一日中続いているんですか？」
僕「ええ。朝が特にひどいですね」
医者「夜は少し楽になるんですか？」
僕「そうです」
医者「夜眠れない日がずっと続いているんですか？」
僕「いっときに比べると、最近すこしよくなってきた感じです」
医者「食欲は最近はどうですか？」
僕「いっときよりは少しいいかな？」
妻「そうね、少し食べられるようになったみたい」
医者「汗が出ることはありますか？」
僕「休み始めてからはないです」
医者「わかりました。今回以前に、同じようにゆううつな期間が続いたことはありませんか？」
僕「ありません」

医者「逆に睡眠不足でも元気いっぱいな時期はありませんでしたか？」
僕「そんな時期はありませんでした」
医者「血縁関係の方の中に精神科にかかったことがある人はいませんか？」
僕「いないと思います」
妻「お父さんがかかったことがあるって言ってなかった？」
僕「あ、そうか。おやじが昔かかったことがあるみたいです」
医者「どんな病気で？」
僕「うつ病だったみたいです」
医者「そうですか。今はかかってないんですか？　入院したことはないですか？」
僕「今はかかってないですね。入院したとは聞いていません」
医者「わかりました。……Eさんは事務仕事から営業にかわってから調子が悪くなったんですね？」
僕「僕は営業に向いてないんです。配置転換さえなければ、こんなことにならなかったのに。会社が悪いんです」
医者「……そうですか」
僕「会社のせいでうつ病になったんだと思います」

不覚にも涙が出た。

医者「うつ状態ですが、脳の病気としてのうつ病というより反応性のうつ状態の可能性が高いと思います」

ネットで調べたうつ病の症状にぴったりあてはまるが何でうつ病でないのか。

僕「……」

医者「アルコールは飲みますか？」

僕「夜寝る前に飲んでます」

医者「アルコールを飲むと気分が楽になり寝付きは良くはなりますが、だんだん量を増やさないと効かなくなり、量が増えていってしまいます。またアルコールを飲むと眠りが浅くなり、うつが悪化しますからアルコールはやめましょう。ロラメットという睡眠薬を寝る前に飲んで睡眠を確保しましょう。

今日はこれから採血をして肝機能などチェックさせてください。睡眠が確保されるだけで、うつが改善することがありますから今日はロラメットだけ一週間分お出しして、次回来ていただいたときに今日の採血の結果も見て、抗うつ薬を飲んだ方がいいか検討しましょう」

僕「会社から診断書をもらってくるよう言われました」

医者「うつ状態で今後三カ月間の自宅療養が必要である、と書きますね」

妻「家族としてはどう接すればいいんでしょうか？」

医者「そうですね……朝起きたとき、ご本人がまだ寝ていたら声をかけてカーテンを開ける。朝太陽の光を浴びることは体のリズムをつけるために大切です。食事が用意してあることを伝える。できればお昼の用意もしてあげておく。そして帰宅されたら、一緒に夕食を食べる。それだけですね。ご存知だと思いますけど、うつが強いときは、がんばりたいのにがんばれなくてつらいので、励まさないことも必要ですね。当面、ご本人が焦らないよう、がんばらせずにそっと支えてあげるという雰囲気ですね」

採血され、ロラメット1ミリグラム1錠、寝る前一週間分が処方された。その日からアルコールはやめたが、薬だけで眠れた。

食欲はないが、夜眠れるようになり、診断書を翌日会社に出したのでホッとした。

一週間後

医者「採血の結果はすべて正常ですから体のほうは大丈夫ですね。薬を飲んでいかがでしたか？」

僕「アルコールはやめています。薬だけで眠れます。でも気分はあまり変わりません。やっぱり落ち込んでますし食欲もないです」

医者「脳の中でのセロトニンの不足がゆううつな気分に関係があるといわれており、ゆううつ気分の底上げのためにセロトニンを増やす抗うつ薬がある程度効くと思います。ジェイゾロフトという薬を夕食後に飲みましょう。セロトニン神経は胃腸にも分布していますので、空腹時に飲みますと、胃腸が刺激されて吐き気が出ることがありますので、夕食直後に飲んでください」

夕食後にジェイゾロフト25ミリグラム一錠、寝る前にロラメット1ミリグラム1錠、一週間分処方された。薬はきちんと飲んだ。別に気持ち悪くはならなかった。

その一週間後

医者「ジェイゾロフトを飲んだ後、気持ち悪くならなかったですか？」

僕「気持ち悪くはないですね」

医者「ジェイゾロフトは１００ミリグラムくらいまで使う薬ですから、少しずつ増やしてみましょう」

八月

ジェイゾロフトは50ミリグラム2錠を夕食後に飲んでいる。ゆううつな感じはだいぶ薄れてきた。医者から生活のリズムを崩さないよう言われているが、いつもの習慣でPCをずっとやっているので寝るのは深夜一時だ。起きるのは朝九時ごろ。朝は食事はしない習慣だ。買い物は僕の役目なので妻のメモを持って近くのスーパーに買い出しに行く。はじめは近所の人の目が気になったがすぐに慣れた。

九月

医者「調子はいかがですか？」
僕「気分はだいぶいいです。夜も眠れているし、食事もとれるようになりました」
妻「そうなんです。最近食事をちゃんととってくれます。少し元気にもなったみたい」
医者「突然汗が出ることはありますか？」
僕「ありません」

医者「診断書の休職の期間がそろそろ切れますけど、仕事に戻れそうですか？」
僕「……まだ仕事に行く気力が出ませんし自信がありません」
医者「調子が良かったときを一〇〇パーセントの状態とすると今何パーセントくらいの状態でしょう？」
僕「……六〇パーくらいかな……」
医者「奥さんの目から見てどうでしょう？」
妻「そうね、七〇パーセントくらいかしら？」
医者「まだ復帰は早そうですね。自宅療養を三カ月延長との内容で診断書を書きます」
僕「……実は休みの期間を利用して以前から取得したかったバイクの免許を取ろうと思ってるんです」
医者「近所の人や会社の人に会うことはありませんか？　もし出くわすと気まずくないですか？」
妻「私もやめた方がいいんじゃない？って言ってるんですけど……」
僕「……」
医者「最近朝は何時ごろ起きてます？　今までより早く暗いうちに目が覚めてませんか？」
僕「朝九時ごろです」

医者「調子が良すぎる感じじゃありません？」
どういう意味なの？
僕「そんなことはないです」
医者「奥さんの目から見てどうですか？」
妻「良すぎるってことはないみたいです。まだ本調子ってところまでは行ってないわよね」
医者「バイクの免許より会社復帰をまず目指した方がいいと思います」
なんでそんな説教をきかなきゃいけないんだ。
僕「そうですか……」
医者「今日お書きする診断書の自宅療養の期間が切れる三カ月後に会社復帰を目指しましょう。復帰するときは元の事務系への配置転換を考えてもらった方がいいでしょう。診断書に、復帰する際は事務への配置転換が好ましいと書き加えます。会社の産業医の先生の面談をしてほしいと会社の人事に申し出てください。
復帰を目指し、朝出勤していた時の時間に起きて散歩をしましょう。近所の人の目が気になるようなら、少し離れたところに公園とかあればそこまで奥さんに車で送ってもらって行きましょう。その後の午前中は仕事関係の本を読んでPCでサマリーを作成しましょう。午後は体力づくりで筋トレをしましょう。やれそうですか？」

いつもよりよくしゃべるな。

僕「やってみます」

そんなことが出来るくらいなら、病院には来ないはずだ。

妻「やってみましょうよ」

医者「薬の飲み残しはないですか？」

僕「少しあるかもしれません」

散歩はかっこ悪いので、ジョギングをしよう。まず、ファッションからだ。スポーツ店に行ってジョギング・ウェアとシューズをそろえた。買っただけで気分が少しよくなった。その夜はいつもより早く寝た。翌朝、天気もよく快調にジョギングが楽しめた。一週間続けた。夕食も妻が作ってくれた料理を全部食べることができ、妻は喜んでくれた。もう薬はいらないと思って、夕方のジェイゾロフトをやめた。ロラメット1錠で眠れた。しかし朝起きたとき、体がフワフワして歩くと体がふらついた。また両手がしびれるような感じだった。予約日より早く受診した。

医者「今日はどうされました？」

僕「朝、手がしびれたり、めまいがします」

医者「薬はきちんと飲んでます？」

僕「ジョギングを始めたんです。そしたら気分がよくなったんで、ジェイゾロフトはやめました」

医者「しびれやめまいはジェイゾロフトをやめてからですか？」

僕「そういえばそうですね」

医者「しびれ、めまい、ふらつきはジェイゾロフトの中断症状です。脳の中のセロトニンが急に減少するとそれらの症状が出るんです。薬を再開してみてください」

その日の夕方からジェイゾロフトを再開した。次の日からめまいやふらつき、手のしびれは取れた。その後もきちんと薬を飲んだ。

ジョギングを続けていると、ランナーズ・ハイといって脳内でエンドルフィンという脳内麻薬が出て気分が改善されるのだそうだ。

図書館に行ってみた。平日は空《す》いている。雑誌を読んで時間をつぶした。

会社に行き、人事に診断書を渡し、産業医との面談を申し込んだ。「すぐには無理だと思うが決まったら電話をします」と言われた。

◆ドクターのコメント◆

Eさんもうつ病ですが、Dさんと違って、自分を責めるよりもむしろ調子が悪くなった原因を他者に求めています。比較的若い方にみられるいわゆる「新型うつ病」の方にはこの傾向がある方が多いようです。ご本人なりのストレス状況がきっかけとなっていることが多く、「適応障害」と類似していますが、症状自体はそれよりも重く、うつ病としての対応が必要です。この抑うつ状態は、先のDさんのうつ病が「心の骨折」でギプス＋安静が必要なのに対して、疲労が蓄積して骨に負担がかかっているが骨折・ひびはなくむしろ骨を支える筋肉があまり鍛えられておらず骨に負担がかかっている状態に例えられます。抗うつ薬というギプスは必須ではなく、時にはサポーター程度に少量使う程度に抑えます。安静にし続けると、筋肉が廃用性萎縮《はいようせいいしゅく》（使わない筋肉は衰え萎縮してしまう）を起こしてしまいますので、逆効果になります。痛みが取れてきたら無理をしない範囲で早めに筋トレをして筋肉を鍛え骨にかかる負担を軽減することを考えた方がいいのです。仕事を休むにしても短期間にとどめ、場合によっては配置転換などでいったん負担を軽減し、徐々に負担を増やしてゆき心の筋肉を鍛えていくようなアプローチの方が好ましいと思います。

Fさん

私は二十五歳。二つ年下の弟がいる。弟に比べて厳しくしつけられ我慢することが多かった気がする。母親は気が強く、口うるさく、しょっちゅう父と喧嘩をしていた。会社員の父親はうつ病になり精神科に通院していた。私は三年前に大学を出てから、親元を離れて一人暮らしをしている。大学のサークルで一緒だった一つ年上のサラリーマンの彼氏と付き合っている。彼は優しい、いい人だけど、優柔不断で煮え切らなくてイライラさせられることがある。そのうち結婚することになるのかなと思っている。もともと生理前は体調が良くなく、感情も不安定だった。

私は派遣で会社を転々とし、二年前の四月から今の会社で事務仕事をしている。

二年前の五月

　連休中、夜更かし朝寝坊をしていた。そのせいか連休最後の夜、ベッドに横になってもなかなか寝付けなかった。翌朝、目覚まし時計で何とか起きたけど、何となくゆううつで気分がすぐれず、吐き気がして食事がのどを通らなかった。体がだるくフワフワする感じだった。出勤したけど仕事に集中できなかった。その日は定時に帰宅した。夕食はコンビニのお弁当で済ませた。疲れていたのに、夜なかなか寝付けなかった。夜中に鮮明な悪夢を見た。母親が高いところから転落してぐしゃっとつぶれる夢だ。朝四時ごろ目が覚めたが気分が悪かった。私は母親を憎んでいるのだろうか？　そういえば、しばらく実家に帰っていない。朝食は気持ち悪くて食べられなかった。もともと片頭痛持ちだが、コメカミがずきずき痛くなることが増えた。食欲がなく、無理して食べると下痢するようになった。近くの内科クリニックを受診し血液検査や胃カメラ検査を受けたが異常はないと言われた。血圧が低いので、フワフワするのはそのためかもしれないが一度耳鼻科を受診するよう言われた。耳鼻科ではメニエール病ではなく問題ないと言われた。

　その後も気分も体調もすぐれない日が続いた。食欲がなくのどを通らないのに夜なかなか眠れなくてイライラすると菓子パンやチョコレートを気持ち悪くなるまで大量に食べた。

夜眠れないのでアルコールも飲んだ。寝付けても夜中に何度も目が覚めた。朝起きられず、体がだるくて仕事に行けなくなった。会社に電話を入れ、しばらく有給休暇で休むことにした。

二年前の七月

有給休暇がなくなり、会社から心療内科を受診し診断書を書いてもらって休職するよう言われた。

心療内科に予約を入れた。

二年前の八月

待合室で待っていると、診察室のドアが開いて中年の男の医者が「Fさん」とぼそぼそと小さな声で私の名を呼んだ。診察室に入ると私と医者の二人きりだった。少し前かがみで伏し目がちで気が弱そうだ。

医者「おはようございます。今日はどういうことで、こちらに来られたのですか？」

私　「夜眠れません。めまいもします。吐き気がして食欲がありません。体調が悪くて仕事を
　　　休んでいます」
医者「いつごろからですか？」
私　「五月の連休明けくらいからです」
医者「連休中はなんともなかった？」
私　「はい」
医者「連休中、不規則な生活になってたとか？
　　ひょっとして五月病ってこと？
私　「確かに」
医者「気分はどうですか？　なんかゆううつだとか意味もなく急に悲しくなって泣いちゃうと
　　　かってことがありますか？」
私　「ええ、泣くことはありませんけど一日中ずっとゆううつです」
医者「朝が一番調子悪くて夕方少し楽になったりしますか？」
私　「夕方も調子悪いです」
医者「今日までずっと毎日調子が悪い日が続いていましたか？　会社を休んでいても体調は悪
　　　いままですか？」

私　「はい」
医者「今まで同じように調子が悪い時期が二週間以上続いたことはありませんでしたか？」
私　「ありません」
医者「逆に調子よく元気いっぱいの時期が四日以上続いたことはありませんでしたか？」
私　「ありません」
医者「わかりました。……ゆううつな感じが強くなって絶望的になって、この世の中から消えちゃいたい、とか死んじゃいたいって思うことがありますか？」
私　「そこまでは……でも車を運転していて、カーブで曲がりきれずガードレールを突き破って崖下に転落して、そのまま死ねたらいいのにと思うことは時々あります」
医者「血縁関係の方の中に精神科や心療内科にかかったことがある方はいらっしゃいますか？」
私　「父親がかかってました」
医者「どんな病気で？」
私　「たぶん、うつ病」
医者「わかりました。……夜眠れないってことですけど、なかなか寝付けないんですか？」
私　「はい」

医者「寝付くのにどれくらい時間がかかってますか？」
私「二〜三時間でしょうか」
医者「寝付いた後、夜中に目が覚めますか？」
私「夢見て目が覚めて、また寝て夢見て目が覚めての繰り返しです。朝なかなか起きられなくて、起きたときにすごく疲れている感じ」
医者「食欲がないってことですけど、実際食べられないんですか？　体重は減りましたか？」
私「あまり食べてないです。でも夜中に過食しちゃうことがあるから、たぶん体重は減ってない」
医者「わかりました。うつ病なのか、反応性のものなのかはっきりしませんけど、うつ状態ですね。アルコールは飲みますか？」
私「眠れなくなってから、カクテルを飲むようになっちゃいました」
医者「毎晩ですか？」
私「ええ」
医者「アルコールは寝付きは良くしますが、眠りが浅くなるし、朝の気分を悪化させて、うつの原因になったり、うつを悪化させますのでやめてください。ロラメットという睡眠薬を出しますので、それで眠るようにしましょう。ぐっすり眠れるようになるだけで気分が良くなることもあります。食事も量は少なくていいですから食欲がなくても朝昼夕なにかしらお腹に入れてください。ウィダーインゼリーとかカロリーメイトでもいいです。そして朝起きる時間、夜寝る時間を一定にして規則正しい生活をしてください」

私「できるだけ……そうしてみます」

医者「うつ状態の時には、将来に明るい見通しが持てなくなり、死にたい気持ちが出てくることがよくあります。でもそれは、うつの症状ですから、決して早まった行動をとらないことを約束してください」

私「わかりました。先生、会社から診断書を持ってくるよう言われたんですけど……」

医者「うつ状態はよくなるのに時間がかかることが多いので、大体三カ月の期間自宅療養と書くことが多いです。それでいいですか?」

私「はい」

診断書には「病名：抑うつ状態。今後三カ月間の自宅療養が必要である」と書かれていた。採血された。

ロラメット1ミリグラム1錠を寝る前に一週間分処方された。その日の夜からアルコールを飲まないで睡眠薬を飲んでベッドに横になるようにした。眠れるようになったが、気分は変化せず、あいかわらず食欲もなかった。午前中は横になって過ごし、昼ごろ近くのコンビニに買い物に行った。昼もあまり食べられず、夜しか食べない日が続いた。

一週間後

検査結果の紙を見せながら

医者「前回の採血では異常はありませんでした。この一週間、いかがでした？」

私「夜眠れるようになりましたが、気分は変わりません。食欲もありません」

医者「アルコールはやめてましたか？」

私「やめました」

医者「規則正しい生活はしてました？」

私「朝目が覚めたあとも起きる気力がなく午前中は寝たり起きたりしてました」

医者「朝、目が覚めたら、カーテンを開けて、日の光を入れるようにしましょう。太陽の光を浴びると、体のリズムをつくるのに役立ちます。また朝、光を浴びることは気分を改善させる作用があるといわれています」

私「……やってみます」

医者「食事は？　三食食べてました？」

私「朝昼は食べられませんでした。夜だけ食べてました」

医者「朝昼も全く食べないのでなく、ヨーグルトとコーヒーだけでもいいし、場合によってはカロリーメイトでも結構ですから何かしらお腹に入れてください」

私「……やってみます」

医者「肝機能に異常がありませんから、ゆううつな気分を改善する抗うつ薬でジェイゾロフトという薬を夕方飲みましょう。脳の中のセロトニンの働きが悪くなると、ゆううつな気分になるといわれていて、ジェイゾロフトはセロトニンを増やす作用があります。セロトニン神経は胃腸にも分布しており、空腹時に飲みますと刺激されて気持ち悪くなることがありますので、夕食のすぐ後に飲んでください。初めはお腹を慣らす意味からも一番少ない量の25ミリグラム1錠からはじめます」

私「わかりました」

ジェイゾロフト25ミリグラム1錠が夕食後に追加された。飲んでも別に気持ち悪くはならなかった。朝はヨーグルトを食べコーヒーを飲むことにした。目が覚めたら、カーテンを開けてみたけど日差しが強かったのでまた閉めてベッドに横になってしまった。昼になったら車で少し遠くのスーパーに行って買い物をしたりした。ときどき彼氏からメールが来たが、会う気にはなれなかった。

さらに一週間後

医者「この一週間はいかがでした？　食事はとれてました？」
私「朝はヨーグルトを食べてコーヒーを飲むようにしてました。昼も少し食べてましたし、夜は普通に食べてました」
医者「夜は眠れてました？」
私「ロラメットを飲めば何とか眠れてました」
医者「ジェイゾロフトを飲んでいかがでした？　気持ち悪くならなかった？」
私「はい」
医者「ゆううつな感じはどうですか？」
私「それは続いてます」
医者「ジェイゾロフトを50ミリグラムに増やしてみましょう。25ミリグラム2錠で出しますから、2錠飲むとムカムカしたりするようなら1錠に減らしてください」
別にムカムカしなかった。

次の外来

医者「ジェイゾロフトは50ミリグラムで飲めてましたか？」
私「はい」
医者「飲んでて何か具合悪いことはありませんでした？」
私「ムカムカもしないし、別にないです」
医者「ゆううつな感じはどうですか？」
私「変わらずです」
医者「更に75ミリグラムに増やしてみましょう。50ミリグラム1錠と25ミリグラム1錠で処方します。75ミリグラムに増やして吐き気とか日中の眠気とか何か具合悪ければ、50ミリグラム1錠だけに減らしてください」

その二週間後

医者「調子はいかがでしたか？」
私「あまり変わってないです」
医者「ジェイゾロフトを100ミリグラムまで上げてみましょう。50ミリグラム1錠と25ミリグラム２錠で処方してみます。１００ミリグラムで飲んで何か具合悪ければ、50ミリグラム１錠と25ミリグラム１錠の75ミリグラムに減らして結構です」

１００ミリグラムで飲み続けた。

気分はすっきりしないが、イライラすることは減って過食しなくなった。

二年前の十一月

医者「調子はどうですか？」
私「気分はあまり変わっていませんけど、とりあえず夜眠れてますし食事も少しはとれるようになってます。イライラしなくなって過食はおさまった感じです」
医者「診断書の期限がそろそろ切れますが、仕事に復帰できそうですか？」
私「やってみます」
医者「じゃ、職場復帰可能の診断書を書きますね。残業はしないようにして、可能ならはじめは午前中だけとかから徐々に慣らしていくのがいいと思います。その内容で書きますね」
「職場復帰可能だが残業は避ける必要があります。復帰当初は午前中のみの勤務とし二〜三週後に午後三時ごろまで、その二〜三週後にフルタイムとするなど段階的復帰が望ましいと思います」という診断書を書いてもらい職場に提出して、産業医の面談を受け、仕事に復帰した。同僚と上司はわりと温かく迎えてくれた。フルタイムになってからも、しばらくは調子が良かったが、仕事の負担が増えるとめまいがして食欲がなくなり、無理して食べると下痢するようになった。

二年前の十二月

医者「調子はどうですか？」
私「最近あんまりよくないです」
医者「どんなふうにですか？」
　困ったたって顔してる。
私「最近、仕事中にめまいがして……」
医者「そうですか。薬はきちんと飲んでます？」
私「はい」
医者「ちょっと血圧を測ってみましょう」

私の手首にデジタルの血圧計をはめて

医者「上が88、下が62ですね。ちょっと低いですね」

私「健康診断でも低血圧って言われてます」

医者「心電図の検査も健康診断で受けました？」

私「ええ。異常なしでした」

医者「そうですか。西洋薬ではめまいにあまり効く薬がありませんが漢方薬が効くかもしれません。舌べろを見せてください」

舌べろをみて図を描き「舌の側面に歯のあとがあり、これは歯痕《しこん》といわれます」と言って脈を取った後カルテに何か書いた。

医者「仰向けに横になってお腹を見せてください」

お腹をあちこち触り

医者「軽く叩くとポチャポチャ音がします。これは胃内停水《いないていすい》といわれる所見で、歯痕とともに東洋医学でいう『水《すい》』の停滞を示しています。これを改善する苓桂朮甘湯《りょうけいじゅつかんとう》という漢方薬を飲んでみましょう」

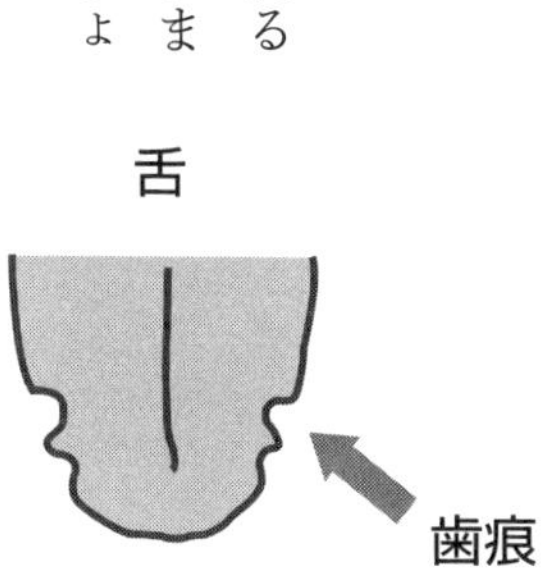

漢方薬が朝昼夕の食前に追加処方された。少し効いたようだ。

何とか出勤は続けている。

その一週間後

医者「漢方薬を飲んでいかがでした？」
私「少し、めまいが軽くなったみたいです」
医者「会社に行けてます？」
私「はい」
医者「年末年始はお休みですね？」
私「はい」
医者「お休みの日に生活のリズムをくずさないようにしましょうね。アルコールもおとそくらいは構いませんが、それ以外は飲まないようにしてください。朝起きる時間が今までより二時間以上遅くならないようにしてください」
私「わかりました」
もうすぐお正月休みだからがんばろう。

昨年の一月

大晦日の深夜、彼氏の車で初詣に行った。道が渋滞していたし神社も混んでいた。車の中で気持ち悪くなった。

彼氏「なに不機嫌になってるの？」

私「あなたの運転が下手だから酔っちゃったのよ！」

ったく、鈍感な男！

その後彼は一言もしゃべらなかった。おみくじは「凶」だった。

彼には私が心療内科にかかっていることを話していなかった。家に帰ってから、自己嫌悪で久しぶりにカクテルをたくさん飲んでずっと泣いていた。彼からメールが来なくなった。メールしても返事が来なかった。生活が乱れて、体調は最悪になった。正月休みが終わった日、朝なんとか起きたけど、頭がぐらぐらして気持ち悪くて食事どころじゃなかった。ものすごいだるさ。体温を測ると38℃だった。

会社に電話して風邪ひいたみたいで熱があるので休ませてくださいって言った。内科を受診した。インフルエンザだった。インフルエンザが治って一週間後に心療内科を受診した。

医者「調子はどうですか？」
私「最悪です」
医者「どんなふうにですか？」
また困った顔してる。わかりやすい人だ。
私「お正月明けにインフルエンザになって……ずっと会社休んでました」
医者「そうでしたか、それは大変でしたね。……お薬は飲んでましたか？」
私「インフルエンザの薬を飲んでる間はやめてました」
医者「治ってからは？」
私「飲んでます」
医者「食事はとれてます？」
私「わりと食べられます」
医者「夜は眠れてるんですか？」
私「寝付きは悪いです」
医者「アルコールは飲んでないですか？」
私「飲んでません」
医者「気持ちの面はどうですか？　落ち込んだ感じですか？」

私「そうでもないんですけど……なんか疲れやすくてだるい」
医者「めまいは？」
私「します。片頭痛も最近多くて。ゾーミッグって出してもらえます？　前飲んでたんです」
医者「わかりました。出しときます。一週間分出しときますね。来週また来てください。お大事に」
私「先生、……診断書書いてください」
医者「とりあえず、今回は一カ月の自宅療養にしておきましょう」
診断書を書いてもらい一カ月自宅療養することになった。結局、一カ月後とその一カ月後にまた診断書を書いてもらい、三カ月会社を休んだ。その後また前と同じように段階的に復帰した。
すっきりしない感じがずっと続いた。そのうち通院は四週間に一回になった。次第に薬の飲み忘れが増えていった。

昨年の六月

ゴールデンウィーク明けにまた調子が悪くなり、その後会社を一カ月の間に一週間くらい休むことを繰り返すようになった。上司から「一定期間ちゃんと休んで治ってから復帰してほしい」と言われてしまった。

私「上司からちゃんと治るまで休むよう言われました。診断書をお願いします」
医者「そうですか。三カ月間の自宅療養が必要と書きますね」
私「はい」
医者「薬はちゃんと飲んでいましたか？」
私「ちゃんと飲んでるつもりなんですけど、なぜか余っています」
医者「飲み忘れがあるってことですかね。薬をきちんと飲んでいただいて、それでも調子良くならなかったら、薬の変更が必要かもしれませんね。休んでいる間、生活のリズムを崩さないようにしましょう。食事を一日三食きちんととり、朝起きる時間と夜寝る時間を一定にしましょう。午前中にできそうなら三十分くらい散歩しましょう」
私「ずっと前から朝は食べてないんです」

医者「そうですか……うつ病で働きが悪くなるセロトニンという脳の神経細胞の情報を伝達する物質はトリプトファンというたんぱく質から作られます。食事をきちんととって、たんぱく質を体に入れないとトリプトファンが欠乏してセロトニンが減り、うつ病が悪化する可能性があります。睡眠に関連するホルモンであるメラトニンはセロトニンから作られます。ぐっすり眠れるようにならないとうつ病は良くならないということがわかっています。

トリプトファン欠乏　↓　セロトニン欠乏　↓　メラトニン欠乏　↓　睡眠悪化　↓　うつ病悪化、ここでトリプトファンを食事から体に入れないとセロトニン欠乏　↓　メラトニン欠乏　↓　睡眠悪化　↓　うつ病悪化、というドツボにはまります。ですから食事をきちんととって栄養をとることはとても大事です。

一日三回食事をすることは体のリズムを保つのにも役立ちます。

秋から冬にかけて日照時間が減るころにうつ状態になる冬季うつ病の方たちには光療法といって光を浴びることが効果的なことがわかっています。午前中に太陽の光を浴びることは体のリズムをつくる上でもとても有効です。また運動療法がうつ病に有効という話もあります。ですから午前中に外を散歩することはうつ病に効果的なんです」

そもそも体を動かす気力がないのに、散歩なんてできるわけない。

私　「体を動かすことは好きじゃないんですけどやってみます」

昨年の九月

診断書の休職期間が切れる。

医者「仕事に戻れそうですか？」

私　「戻ってみたいと思います」

「職場復帰可能であるが、段階的に復帰することが望ましい」と書かれた診断書を職場に提出した。その後、産業医の面談を受け、前回と同じスケジュールで復帰することになった。

昨年の十一月

仕事は一応こなしている。でもやる気が出ない。夜も眠りが浅い。朝起きたときから疲れている感じ。朝食は食べられない。

抗うつ薬は飲んでも飲まなくても変わらないし、効いている感じはしない。飲み忘れが増えてたまってきた。

昨年の十二月

次第に仕事に行けなくなり、欠勤が続くようになった。上司からまたきちんと治ってから復帰するよう言われた。

医者「調子はどうですか？」

私「また会社を休みがちになってしまって……」

医者「いつごろからですか？　なんかきっかけはありましたか？」

なんか、落胆してる感じ。

私「十一月の終わりごろくらいからです。別にきっかけはありません。上司からまた、きちんと治るまで休むよう言われてしまって……」

医者「そうですか……診断書が必要ですね」

うんざりしてる？

「三カ月間自宅療養が必要である」との診断書を書いてもらって会社に出した。年末年始から夜ふかしして昼前に起きる不規則な生活になってしまった。

今年の二月

医者「診断書の自宅療養の期間がそろそろ切れますね。仕事に復帰できそうですか？」
私　「……自信がありません」
医者「さらに三カ月間自宅療養継続で診断書を書きましょう」

今年の三月

傷病手当金がもらえることを会社の人事から教えてもらい、申請書の書類を渡された。
医者「調子はどうですか？」
私　「よくないです。先生、傷病手当金の書類お願いします」
医者「わかりました」

今年の六月

まだ調子がよくならない。午前二時ごろようやく眠りに就き、昼ごろ起きる生活が続いている。夜寝付けないとイライラして過食してしまい、体重も増えてしまい、自己嫌悪……。

◆ドクターのコメント◆

Ｆさんは気分変調症（持続性抑うつ障害）です。

二年間以上、うつ病ほどの程度には至らない抑うつ状態が慢性的にだらだら持続している場合に診断されます。

抗うつ薬が効きにくく、生活リズムの確保、食事・運動の指導助言、現実的にどのように現状を打開してゆくかを一緒に考えてゆくことが精神科医の仕事になります。

精神分析でエディプス・コンプレックス（男児が無意識に母親に近親相姦的願望をいだき父親を憎む）とかエレクトラ・コンプレックス（女児が無意識に父親に近親相姦的願望をいだき母親を憎む）という概念があります。Ｆさんは父親を独り占めしたいという無意識的願望があり、母親にひそかな敵意を抱いている可能性があります。意識的にそんなことを考えていると強い罪悪感が起きますので心の奥底にこの願望を抑え込んでいます。しかし、夢の中（Ｆさんの場合、母親が転落して死ぬ夢）でその願望が表現されたりします。現実に満たされない願望は父親と同じようなタイプの異性と付き合うという行動に現れることがあります。おとなしくて優しい彼。優しいということは反面、おっとりして優柔不断であるということです。この彼氏との関係でも葛藤を抱えます。口うるさく支配的な母親と草食系で気の弱い父親という関係をFさんも彼との間で反復しているのかもしれません。また、主治医も偶然おとなしそうな中年男性ということで、治療が錯綜《さくそう》し慢性化しているという側面もあるのかもしれません。

●「水」と漢方薬「苓桂朮甘湯」

東洋医学では「気」の一部が液化し生体の構造を形成維持していると考え、それを「血《けつ》」（血液と考えてよいでしょう）と「水《すい》」（無色の体液）に分けます。「水」の停滞・変調を「水毒《すいどく》」とか「水滞《すいたい》」と呼びます。舌べろの側面に歯のあとがついている所見を「歯痕《しこん》」といい、仰向けに寝て下肢をまっすぐ伸ばした状態でみぞおちのあたりをかるく叩くとポチャポチャという音が聞こえる所見を「胃内停水《いないていすい》」と呼び、ともに水毒の存在を示します。めまいが水毒の自覚症状として出現しているときに「苓桂朮甘湯《りょうけいじゅつかんとう》」という漢方薬が効くことがよくあります。

Gさん

僕は四十三歳、一人っ子だ。父親は体格がよくて声が大きく怖い存在だった。母親は小柄で優しく、僕の話もよく聞いてくれたがちょっとおせっかいな面があった。僕は内向的な性格で神経質だと思う。大学時代から気分にムラがあった。内気な性格を変えたくて空手部に入り、大学時代に初段を取った。またアルバイトに精を出し、アルバイトの金が入ると三日間くらい連日飲み歩き大量に飲んで記憶をなくすことがあった。大学を卒業後、二つの会社に勤めた。

最初に入った会社では働いているうちに調子が上がり残業も苦でなく、「ひょっとして俺は天才かもしれない」と思うくらい乗っていた。やたらに頭が働く。上司が馬鹿に見えて、つい「お言葉ですが」と意見をしてしまい居難くなってしまった。上司の視線が気になり、クビになるくらいなら先手必勝で、こちらから辞めてやると退職届を出して辞めた。

次の会社は仕事をしているうちに何故か自分に自信がなくなり仕事に行く気力がなくなった。

夜いくら寝ても寝足りなかった。食欲があるわけではないが時間を持て余して食べてばかりいて体重が増えたこともあり、体が重くだるかった。朝起きられず、欠勤することが続いてクビになった。

その後はアルバイトで食いつなぎ、介護の資格を取って四月から老人ホームに勤めだした。僕はアパートで一人暮らしをしている。四年付き合っている彼女がいるが、まだ結婚に踏み切れない。少し貯金ができてからにするつもりだ。

六月

老人ホームで担当のおじいちゃんに夕食を食べさせていた。考え事をしていてつい食べさせるペースが速くなっていたかもしれない。おじいちゃんが顔を真っ赤にさせた。窒息だ。必死に背中を叩き、口の中に手を入れて吐き出させようとしたが無駄だった。急いで救急車を呼んでもらい救急病院に運んでもらったが、結局間に合わず搬送先の病院で亡くなった。目の前が真っ暗になった。家族から「どういうことだ」と怒鳴られた。上司は「君の責任じゃないよ」と慰めてくれたし、家族もそれ以上言ってはこなかったが、「僕の責任だ。僕が殺したようなものだ」と自分を責めた。夜、眠れなくなった。眠れても悪夢で途中で目が覚めるようになっ

い提出するよう言われた。

ないでほしい」と頼まれた。しばらく休むよう勧められ、精神科を受診して診断書を書いてもら

た。食欲も落ちて体重が減った。仕事を辞めたいと上司に話したが、「人手不足だから辞め

七月

精神科病院を受診した。待合室で待っていると「Gさん」と中年の男の医者が僕の名を呼んだ。診察室は僕と医者の二人きりだった。

医者「どういうことで、こちらにいらっしゃったんですか」

僕「働いていた老人ホームで自分が老人に食べさせているとき、その老人が窒息して死んでしまったんです。それから、夜眠れず、食欲もなく、自分を責める日々で、仕事を休んでいます。仕事を辞めたいのですが、職場からは診断書を書いてもらって、しばらく休むよう言われました」

医者「……それは大変でしたね。眠れなくなり食欲がなくなってどれくらいになるんですか？」

僕「一カ月くらいになります」

医者「だんだん悪くなっていますか？　それとも同じ感じで続いているんですか？」

僕　「だんだん悪くなってる感じです」
医者「毎日、ゆううつな感じで急に悲しくなって泣いちゃったりすることもありますか？」
僕　「泣くことはありませんけど、毎日ゆううつです」
医者「今まで同じようにゆううつで、眠れない日が続いたり食欲がない日が二週間以上続いたことはありませんか？」
僕　「前の会社を辞める前も同じ感じでした」
医者「それはいつごろですか？」
僕　「五年くらい前です」
医者「そのときには病院にかかりました？」
僕　「いえ」
医者「自然によくなったんですか？」
僕　「はい」
医者「そのとき、ゆううつな感じはどのくらいの期間続いたんですか？」
僕　「一～二カ月くらいだったと思います」
医者「逆に調子がすごくいい日が何日か続いたことはなかったですか？」
僕　「大学を出て最初の会社にいたころ調子がいい時期はありましたが、すごくいいというほどでは……。あの会社を辞めないでいたら自分の人生は変わっていたかもしれません」
医者「血縁関係の方の中に精神科にかかったことがある人はいますか？」
僕「多分、いないと思いますけど」
医者「血縁関係の方の中に自殺で亡くなった方はいますか？」
僕「聞いてないのでわかりません」
医者「一緒に住んでらっしゃるご家族はどなたがいらっしゃるんですか？」
僕「結婚してないので一人暮らしです」
医者「そうですか。夜眠れないってことですけど、だいたい何時ごろ布団に入るんですか？」
僕「十一時半ごろです」
医者「寝付くのは何時ごろ？」
僕「一時か二時ごろです」
医者「いったん寝付いた後は朝まで眠れますか？」
僕「何回も目が覚めます」
医者「朝は何時ごろ起きるんですか？」
僕「五時ごろに目が覚めます」
医者「すぐ起きられます？」

僕　「起きる気力が出なくて……」

医者「朝食は食べられますか？」

僕　「もともと朝は食べません」

医者「昼食と夕食は食べてますか？」

僕　「食欲がないので……」

医者「自炊してるんですか？」

僕　「ほとんどコンビニかスーパーで買ってきてます。おにぎりとかサンドイッチくらいです」

医者「食べていておいしいって感じはありますか？」

僕　「あまりないです」

医者「ゆううつな感じが朝から晩までずっと続いているんですか？」

僕　「ええ。担当だった（窒息死した）老人のこと考えてばかりで……」

医者「やるべきことはちゃんとやったんですよね」

僕　「そうなんですけど……でも……」

医者「絶望的な感じになって死んじゃいたいって思うことはありますか？」

僕　「ときどき……」

医者「実際に行動してはいないですか？」
僕「それはないです」
医者「絶対、早まった行動はとらないでください」
僕「わかりました」
医者「うつの状態がひどいときには、思い詰めてしまって死ぬしかないという考えがわいてくることがよくあります。自殺することで自分は楽になっても、Gさんの彼女とかご両親とか残された人たちに重大な十字架をしょわせることになるんです。なんで自分はあの時、Gさんのことを救えなかったんだって……そして残された人たちがうつになって最悪その人たちの中からも自殺者が出る。ですからGさんは絶対に早まった行動をとってはいけないんです」
僕「ええ。わかりました」
医者「今回のうつ状態は反応性のものかもしれませんが、以前の調子が良かったときはうつと逆の軽い躁の状態だった可能性もあります。五年くらい前にもうつの状態があったと考えられます。病気としては、双極性障害、今までの言葉でいうと、躁うつ病の可能性があると思います。この病気の場合、うつ状態だからといって、抗うつ剤を使うと躁の状態にスイッチが切り替わってしまい、症状が不安定になってしまうことがあります。ところで今まで何か身体の病気をしたことがありますか？」

僕「ないです」

医者「健康診断で何か指摘されたことはありますか？」

僕「ないです」

医者「心電図検査でひっかかったことはありませんか？」

僕「ありません」

医者「常用している薬はありませんか？」

僕「ありません」

医者「血縁関係の方の中に糖尿病の方はいますか？」

僕「親父が糖尿病です」

医者「Gさん自身は糖尿病と言われたことはないですか？」

僕「ありません」

医者「リーマスという躁・うつという気分の波を安定させる薬をお出しします。睡眠を確保することがとても大事なので睡眠薬も出します」

リーマス１００ミリグラム錠を3錠夕食後一回、寝る前にレンドルミン0・25ミリグラム錠1錠を一週間分処方された。採血もされた。

職場に提出する診断書には「抑うつ状態のため、今後三カ月間の自宅療養が必要です」と書かれていた。上司に提出し、休職することになった。

一週間後

医者「血液検査では異常ありません。リーマスは炭酸リチウムという化学物質で定期的にリチウムの血中濃度をチェックする必要がありますので、今日も採血させてください」

八月

薬で夜眠れるようになり、食欲も出てきて、老人ホームでの出来事も仕方なかったんだと割り切れるようになり、気分も普通になった。リーマスは必要ないと思い、やめた。レンドルミンは眠れないときだけ飲んだ。通院もやめた。老人ホームも辞めることにした。

翌年八月

ある宗教にはまった。これこそ俺が求めていたものだ！　会誌を読み漁《あさ》った。夜寝ている時間が惜しかった。睡眠時間は三時間もあれば十分になった。
　電車に乗っていたら、激しい雷雨になり停電し、電車は動かなくなった。その瞬間、稲光のパワーが俺に宿った。同時に「世界を救えるのは、おまえしかいない」と神の啓示があった。
　電車の中で時間を浪費している場合じゃない。俺は電車の窓を、持っていた水筒で叩き割ろうとした。ヒビがはいった。警察官が二人来て、警察署に連れていかれた。両親が迎えに来てそのまま以前通院した精神科病院を受診することになった。
医者「こんにちは。今日はどういうことでこちらにいらっしゃったんですか？」
母「電車の窓を叩いて、警察に通報されたんです。何か興奮しているみたいで……」
俺「別に興奮したわけじゃない」
医者「久しぶりになりますね。なにか大げさなことになったみたいですね。ご自分ではどういうことで今日ここに来たと思いますか？」
俺「電車の窓を傷つけたことは申し訳ないと思いますが、俺は病気ではありません！」
医者「気持ちが高ぶっているんだと思います。以前にうつ状態で外来にかかられていることから考えて、躁状態だと思います。入院した方がいいと思います」
俺「入院しません！　入院なんかしている暇はありません！」
医者「躁の状態のときは、自分の行動のコントロールが利かず、衝動的な行動をとってしまい、社会的なダメージを背負い込んでしまう危険性が高いんです。ここはひとつ私の言うことを聞いて入院してください！」

大げさなことを言う医者だ。よく見るとモヤシに似ている。

看護師が五人待機しており、俺は観念した。めがねをかけたモヤシオヤジ一人では俺を入院させられないんでガタイのいい看護師を五名も呼びやがったんだ。俺は観念して抵抗せず病棟に行った。両親も付いてきた。ガラーンとしてトイレの穴が床にあるだけの独房のような部屋に入れられた。服をパジャマのような病院服に着替えさせられた。採血され体温・血圧・脈拍をチェックされた。

医者「少し血圧が高いけど、大丈夫そうです。この薬を飲んでください」

苦い液体の薬を飲まされた。

医者「Gさんの入院は医療保護入院という入院です。これは精神保健指定医という資格を持った医者が入院が必要と診断して入院していただくもので、退院に際しては、もう退院して大丈夫との医者の判断が必要になります」

誰がそんなことを決めたんだ。一方的な話だ。しかしじたばたしてもしょうがない。

医者「この部屋は保護室という部屋です。ここで休んでいてください」

医者と看護師は立ち去った。

保護室の中でしばらく静かにしていた。夕食が出されたので、口に合わなかったが食べた。夜になって睡眠薬を飲まされたが一向に眠くならず、このまま時間を無駄には出来ないので、ドアを叩いた。

看護師「どうしたんですか？」

俺「ここを出せ！」

看護師「無理です。眠れないなら追加で睡眠薬を飲みましょう」

俺「おまえに言ってもしょうがない、医者を呼べ！」

俺は大学時代空手部に所属しており初段の腕前だ。ドアに前蹴りを繰り返した。しばらくすると医者が来た。

医者「Gさん、やめてください！ ドアが壊れちゃうし、周りの患者さんたちがうるさくて眠れません！」

俺「うるさい！ 今すぐ、ここから出せ！ 俺は空手の黒帯だぞ！ 出さないとドアを蹴破るぞ！ 俺はヤクザ三人と喧嘩して、のしたことがあるんだ！」

俺ははったりをかました。

医者「武道はそんなことのために使うものじゃないでしょ！」

めがねをかけた色白のモヤシオヤジは言った。確かに武道を喧嘩のために使うことはもっとも恥ずべき禁止事項だ。

俺「俺には神が乗り移っているんだ！　俺には世界を救う使命があるんだ！　早くここから出せ！」

医者「行動を抑えることが難しいようなので体をベッドに固定させていただきます」

医者と看護師三人が部屋に入ってきた。俺は抵抗しなかった。拘束帯で腹部と手足をベッドに固定されほとんど身動きできない。

医者「気持ちを鎮める注射をします」

肩に注射をされた。

医者「疲れているはずなのでこの薬を飲んで今夜はゆっくり休んでください」

疲れてなんかいない。俺は元気そのものだ。

追加の睡眠薬を飲まされた。注射と睡眠薬が効いてきたのか不思議と気持ちがさめた感じになり眠くなった。久しぶりにぐっすり眠った。

翌朝、医者が保護室をノックし入ってきた。

医者「おはようございます。昨日の夜は眠れましたか？」

俺「眠れました」

医者「朝食、ちゃんと食べられました？」

俺「完食です」

医者「Gさんは前にうつ状態があり、現在は躁の状態だと思います。エビリファイという躁にもうつにも効く薬と躁・うつの気分の波を抑えるバレリンという薬をお出ししますので飲んでください」

俺「病気とは思いませんが、まあ薬を飲まないと退院できそうもないので飲みますよ」

医者「朝の薬を飲まれてから、デイルームというみんなが食事したりテレビを見たりする広間がありますから、そこで過ごしてみてください。むりやり外に出ようという行動はとらないでください」

俺「わかりました」

デイルームに出た。まともそうな奴もいたので、「俺と一緒に宗教をやろう」と誘ってみたが、あまり気が進まなそうなのであきらめた。テレホンカードで病棟の公衆電話から家族に電話して宗教の本を持ってくるよう頼んだ。

入院三日後

両親が面会に来たとき、主治医を交えて面談することになった。

医者「宗教から一時、距離を置く方がいいかもしれませんが」

母親「小さいときからやってますので、それは無理です」
　父親は腕組みしたままだ。
父親「……」
医者「そうですか。Gさん、世界を救うことを今も考えていますか？」
俺「もちろんです。混乱している世界を救うのは、俺しかいません」
医者「信頼できる宗教の先輩はいますか？」
俺「います。Xさんに世話になってます」
医者「家族の方から、その方に連絡していただいて来ていただいて、一緒に話し合ってもよろしいですか？」
俺「いいですよ」
　この日から保護室を出て、六人部屋に移ることになった。睡眠薬で夜はぐっすり眠れるし、食欲も十分だ。バレリンという薬とワイパックスという薬を毎食後に飲み、サイレースという睡眠薬2錠とエビリファイという薬を寝る前に飲んだ。

入院十日後

両親とXさんが来た。俺がXさんと話した後、Xさん、俺、両親、主治医で合同面談をした。

「今のG君は、やっぱり病気だと思う。まず自分自身を救うことを考えた方がいい。世界を救うことはその後に考えよう」とXさんに言われた。自分が病気とは思えないがXさんは信頼できる人だ。俺のことを心配してくれている。

その後、Xさんと握手を交わした。病気なのかはわからないけど、Xさんにそう言われると、病院生活を続けざるをえない。

入院一カ月後

医者「調子はどうです？」
僕 「いいです」
医者「夜、眠れていますか？　朝暗いうちに目が覚めてませんか？」
僕 「ぐっすり眠れています。朝は六時ごろに起きてます」

病棟や部屋の雰囲気にも大分なれた。日中はもっぱら宗教の本をデイルームで読んだ。はじめは集中できなかったが次第に集中できるようになり、Xさんと話をしてから自分が世界を救うというのはおおげさだったと思うようになってきた。

確かに躁の状態で気が大きくなっていたんだろう。

十月

医者「調子はどうですか？」
僕「夜ぐっすり眠れてますし、落ち着いていると自分では思います」
医者「入院したときのこと、今思い返してみていかがですか？」
僕「躁の状態で、自分が救世主になったような誇大妄想をもってしまっていたんだと思います」

外出が許可され、久しぶりに自宅に帰った。

十一月

外泊許可が出た。初めは一泊二日、次に二泊三日で外泊した。主治医に約束したとおりきちんと薬を飲み、病院にいるときと同じ時間に寝た。落ち着いて過ごせた。

十二月

退院した。

はじめのうちは週一回、その後は二週間に一回外来通院を続けており、薬もちゃんと飲んでいる。もう「躁」にはなりたくないから。

退院してからは、宗教の集会に一回だけ行ったが、その後は行く気にならず中断してしまっている。熱がさめてしまった。

Xさんが言ってたように世界より自分を救わなければならない。宗教より現実の生活を考えなければ。ハローワークに行きアルバイトの口を探している。彼女とボウリングに行ったり映画を見たりもしている。早くちゃんとした仕事を見つけて貯金をし彼女と結婚したい。

＊注…ドクターのコメントは次の章（Hさん）参照。

Hさん

私は三十六歳の男性。四人兄弟の末っ子だ。内向的で神経質な性格だ。自分では粘り強いと思っているが、ねちっこく根に持つタイプだと妻に言われたことがある。妻は三十四歳で専業主婦。竹内結子に似ていて顔はキレイだ。私も俳優の伊勢谷友介に似ていると言われる。結婚当初は周囲の人から美男美女のカップルだとよく言われた。子供は小学六年生の娘が一人いる。私は私立のそこそこ名門の大学を出てから建設関係の会社に勤めている。家族とはうまくいっていると思うが子供ができてから妻は私にずけずけモノを言うようになり、またサイフを握られており、小遣いを増やしてくれないのが不満だ。

昨年の四月

仕事のグループのリーダーに抜擢された。はじめのうちはうれしくて得意だった。しかし、上司と部下の板ばさみになることが増えていった。ストレスで夜眠れなくなり、食欲も落ちた。次第に気力がなくなり、仕事の能率が悪くなった。産業医の面談で精神科を受診するよう指示された。

昨年の五月

精神科を受診した。待合室で待っていると、中年の男の医者がボソボソとした声で「Hさん」と私の名を呼んだ。診察室に入ると椅子を勧められた。私と医者の二人だけだった。

医者「こんにちは。産業医の先生からのご紹介ですね。元気がなく仕事に集中できないようで、うつ病ではないか、と書かれていますが……ご自分ではいかがですか?」

私「この四月に仕事のプロジェクトのリーダーになって、初めは張りきっていたんですけど、上司と部下の板ばさみになりまして……上司は一方的な人で自分の考え方がすべて正しいと思ってるんです。部下から建設的な意見が出て、上司に伝えても現実的でないと言って、ちゃんと聞いてくれないんです。部下から士気が低下するとかやりがいがないとか不満を言われてしまって……上司に言っても、それをまとめるのが君の仕事だろうって……自分にはリーダーとしての資質がないのかって自信がなくなってしまって……」

医者「そうですか。板ばさみってつらいですね。それでも仕事には行ってるんですか？」

私「行ってます。休むわけにはいかないので……それに私にしかやれない仕事がありますから」

医者「仕事の集中力はどうですか？」

私「ボーッとして散漫になってます」

医者「そうですか……毎日朝から晩まで、ずっとゆううつな感じですか？」

私「ええ。ずっと一日中ゆううつです」

医者「休日と仕事の日と比べて差がありますか？」

私「休日もくたびれ果てている感じで調子悪いです」

医者「夜は眠れてますか？」

私「眠れません。布団の中であれこれ考えてしまって……」

医者「寝付くのにどれくらい時間がかかっていますか？」

私　「二時間〜三時間くらいでしょうか。明け方まで眠れないことも時々あります」
医者「食欲はありますか？」
私　「ないです。食べようとしても気持ち悪くなってしまって」
医者「体重は減りましたか？」
私　「ええ」
医者「この一カ月で何キロくらい減りましたか？」
私　「三キロくらい落ちました」
医者「今まで、同じように調子が悪い時期がしばらく続いたことはありませんか？」
私　「ありません」
医者「今と逆で、とても快調な時期が何日か続いたことはありませんか？」
私　「ありません」
医者「もともとはどのような性格ですか？」
　そう言われてもなんと答えたらいいのか……。
私　「……」
医者「外向的と内向的と分けたらどっち？」
私　「内向的ですね」

医者「神経質ですか?」
私「ええ」
医者「几帳面ですか?」
私「几帳面ではないですね」
医者「白黒はっきりしないと気が済まないとか?」
医者「それはありますね」
私「わかりました。ところで血縁関係の方の中で精神科にかかったことのある方とか自殺で亡くなった方はいらっしゃいますか?」
医者「たぶん、いないと思います」
私「今まで何か体の病気をしたことがありますか?」
医者「ないです」
私「会社の健康診断で何か指摘されたことはありますか?」
医者「ないです」
私「Hさんはうつ病だと思います。うつ病のときは脳が疲れきった状態で神経の伝達を司っている物質が枯渇した状態であると言われています。刺激を避け安静にして、疲れを取り、抗うつ薬という薬を飲むことで良くなります。神経伝達を司っている物質のひとつであるセロトニンを増やすパキシルという抗うつ薬を夕食後に飲みましょう。セロトニン神経は胃腸にも分布していますので、空腹時に飲むと刺激されて吐き気や下痢が起きることがありますから、夕食の直後に飲んでください。夜ぐっすり眠って疲れを取ることも大切なのでサイレースという睡眠薬を寝る前に飲みましょう。診断書を書きますので、会社に出して、休養生活に入ってください」

パキシルCR12・5ミリグラム1錠を夕食後、寝る前にサイレース1ミリグラムを1錠、一週間分処方された。採血もされた。

「うつ病のため、今後三カ月間の自宅療養が必要である」と書かれた診断書を会社に提出したが、上司からは急に休まれると業務に支障をきたすので、負担を減らすから、やれる範囲で続けてほしいと言われてしまった。

一週間後

医者「前回の採血では異常ありませんでした。この一週間、いかがでした？　会社に診断書を出して休んでましたか？」

私「先生に書いてもらった診断書を出したんですが、代わりがいないのでやれる範囲で仕事を続けてくれと言われてしまいまして……ただリーダーははずしてもらいました」

医者「そうですか。仕事の負担は減ったんですね。定時に帰り残業はしないでください」
私「それは大丈夫です」
医者「お薬はきちんと飲んでましたか？」
私「ええ」
医者「パキシルを飲んだ後、吐き気はありませんでしたか？」
私「特にありませんでした」
医者「食事はとれていましたか？」
私「何が食べたいとかはありませんけど、食べてはいました」
医者「気分はどうでしたか、薬の効果というか」
私「あまり変わりません」
医者「夜は眠れてましたか？」
私「眠れてました」
医者「朝、ちゃんと起きられましたか？」
私「少し眠いですけど起きられてました」
医者「パキシルＣＲを25ミリグラムに増量してみましょう」

その一週間後

医者「この一週間はいかがでしたか？」
私　「同じ感じです」
医者「パキシルの量が増えて、何か具合悪いことはありませんでしたか？」
私　「朝、少し眠くて、ちょっと胃がムカムカします」
医者「朝食はとれていましたか？」
私　「食べてましたけど、量が減りました」
医者「昼食と夕食は普通に食べられてました？」
私　「食べてました」
医者「パキシルによるムカムカする感じはだんだん取れていくことが多いので、あと一週間様子を見てください」

六月

医者「調子はいかがですか？」

私　「少しよくなった感じです」
医者「お腹の調子はどうですか、食事はとれていますか？」
私　「食べてます」
医者「夜、眠れてますか？」
私　「眠れます」
医者「お仕事はどうです、負担は増えていませんか？」
私　「残業してませんし大丈夫ですね」
元の調子に戻ったので薬をやめ通院もやめた。

今年の五月

少し残業はしているが、月二十五時間くらいでたいしたことはない。景気が悪いので建設関係は仕事が減っており、ヒマなことも多い。リーダーじゃないので気も楽だ。その一方で仕事に張り合いがない。ゴルフが趣味だが練習場に行こうという気になれない。たまに行ってみても五十球も打つと飽きてしまう。いいショットも出ない。

テレビもくだらない番組ばかりだしお笑い番組を見ても笑えない。ニュースも暗いニュースばかりだ。新聞も読む気がしない。食事もおいしくないので残すと妻が「食欲ないのね」と皮肉を言う。

寝付きが悪く眠りが浅くなった。翌朝起きたときから疲れている。

こんな状態が一カ月続いた。

調子が悪いので心療内科をまた受診した。同じ医者だった。

医者「しばらくぶりになりますね。今日はどうされましたか？」

私「最近、また調子がよくないんです」

医者「いつごろからですか？」

私「一カ月くらい前からです」

医者「何かきっかけはありましたか？」

私「特に何もないんです」

医者「仕事はどうですか？」

私「最近、不景気で仕事が減って時間を持て余し気味でした」

医者「ご家族との関係はどうですか？」

私「普通ですね」

医者「どんなふうに調子がよくないですか？」

私「何となく毎日がつまらないし、食事もおいしく感じないし……夜の眠りも浅いですし」
医者「前、通院していて中断されたあとはしばらくは調子がよかったんですか？」
私「ええ。調子よくなったし、もういいのかなと思って……通うのやめちゃいました」
医者「お薬を中断したことも関係があるかもしれないですね。うつ病はよくなったあともしばらく薬を続けないと再発することが多いですから」
私「そうですか」
医者「またパキシルを再開してみましょう」
パキシルCR12・5ミリグラム1錠を夕食後、寝る前にサイレース1ミリグラム1錠を一週間分処方された。きちんと薬を飲んだ。夜眠れるようになった。食事はあいかわらずおいしく感じないが、三食食べることは出来る。なんとなくつまらない感じは変わっておらず仕事は惰性でやってる感じだ。

一週間後

医者「お薬を再開されて、この一週間いかがでしたか？」
私「夜は睡眠薬で眠れていました。食事もとれていました。味は感じないですけどね。気分は変わらずってとこです」

医者「パキシルを飲んで吐き気とか、日中眠気はないですか？」
私「別にないですね」
医者「パキシルCRを25ミリグラムに増やしてみましょう」
今回は胃のむかつきや眠気は出なかった。しかし気力がさらになくなり、仕事への意欲がなくなってきた。

二週間後

医者「具合はいかがでしたか？」
私「変わらないです、というかむしろ悪くなってる」
医者「どんなふうにですか？」
私「やる気がぜんぜん出ない……」
医者「仕事には行けてるんですか？」
私「ええ。不景気で仕事自体はヒマなんです。ヒマで困るくらい。なんか居場所がないっていうか。会社にいるのが苦痛です」
医者「薬はちゃんと飲んでます？」
私「ええ」

医者「パキシルCRを50ミリグラムまで増やしてみましょう」
パキシルCR25ミリグラム2錠を夕食後で処方された。

六月

朝起きたが、また会社で時間を持て余すことを考えると、ゆううつになった。休もう。会社に「体調が悪いので休ませてください」と電話した。予定より早めに受診した。
医者「今日はどうされました？」
私「会社に行けなくなって、休んでます」
医者「そうでしたか……診断書が必要ですか？」
私「ええ。書いてください」
「うつ病のため、今後三カ月間の自宅療養が必要である」との診断書を書いてもらい、上司に渡した。今回は休職できることになった。
自宅療養となったが、専業主婦の女房がうっとうしがっているのをひしひし感じる。夜、あまり眠れない。

七月

医者「調子はいかがですか？」
私「子供が学校に行くと、家に女房と二人きりなんですが、なんかいたたまれないですね」
医者「何がですか？」
私「女房が私をうっとうしがるんですよ」
医者「……そうなんですか？　奥さんはどういうふうに、うっとうしがるんですか？」
私「私が部屋で横になっていると、大きな音で掃除機かけたり、わざとため息ついたり……」
医者「考えすぎなんじゃないですか？」
私「昔からそういう性格なんですよ」
医者「そうですか……」
私「夜、なかなか寝付けないし」
医者「絶望的になって、消えちゃいたいとか思うことはありませんか？」
私「そこまでは考えませんね」

寝る前の睡眠薬サイレースは1ミリグラム1錠から2ミリグラム1錠に増量され、抗うつ薬レスリン25ミリグラム1錠も寝る前に追加された。

その一週間後

私「なかなかよくならないので入院したいんです」
医者「そうですか。わかりました。入院の準備をしてきましたか？」
私「準備してないので、今日でなく明日入院させてください」
医者「わかりました。ベッドが空いているか確認します」
医者は電話で確認し、
医者「ベッドは空いています。明日入院予約にしました。明日午前十時ごろに奥さんと一緒に来ていただけますか？」
私「わかりました」
翌日入院した。部屋は四人部屋で、七十歳くらいの老人が一人と四十代の人が二人であった。老人が夜歩き回るので気になってなかなか眠れない。私の内服薬は外来でもらっていた薬が継続になっていたが、追加の睡眠薬を飲んで何とか眠れた。

入院翌日

医者「昨日の夜は眠れましたか？」

私　「部屋の人が夜中に歩き回ったのでなかなか寝付けませんでした。追加の薬をもらって寝ました」

医者「その後は朝まで眠れたんですか？」

私　「途中二回くらい目が覚めました」

医者「食事はどうですか？　食べられてますか？」

私　「半分くらいですね」

医者「寝る前のレスリンを25ミリグラム1錠から2錠に増量してみましょう。少し眠りが深くなると思います」

その後も毎晩追加の睡眠薬が必要で、気分もよくならなかった。

入院一週間後

医者「入院してから、調子はいかがですか？」

私　「毎晩追加で睡眠薬をもらって何とか寝付くんですが、まだ眠りが浅いですね。食欲もあまりないし、気分もよくない」

医者「そうですか。寝る前に飲まれているレスリンをもっと作用の強いリフレックスという抗うつ薬に変更してみましょう」

レスリンは中止され、リフレックス15ミリグラム1錠が追加された。

入院二週間後

医者「調子はいかがですか?」
私「眠りはだいぶよくなりました。食欲も少し出てきました。でも、まだゆううつな感じは一緒ですね」
医者「寝る前のリフレックスを15ミリグラム1錠から2錠。30ミリグラムに上げてみましょう」

九月

だんだん調子がよくなった。同室の隣のベッドの患者と気が合う。私と同じメタルフレームのめがねをかけた温和な男だ。統合失調症で十年くらい入院しているという。おとなしすぎて社会に入っていけない感じだ。彼もゴルフが好きだ。ゴルフのスイングの仕方を教えてあげたら喜んでいた。デイルームで一緒に将棋をしたり卓球をした。こうしてみると口うるさい女房から解放されたし病院生活もなかなか悪くない。ただ病棟の患者同士が仲間としてのまとまりに欠けていると思う。我関せずを決め込んでいる人がほとんどだ。入院生活に楽しみがないといけないだろう。せめてテレビくらい楽しめないといけない。毎朝デイルームで朝礼という集まりがある。

看護士「なにか意見がある人はどうぞ手をあげて発言してください」

誰も手をあげない。「ハイ」と言って私は挙手した。

私　「入院生活にうるおいをもたせるためにテレビで衛星放送が見られるようにしてほしい」

他の患者から拍手がおきた。いい気分だ。

その後、デイルームのテレビで衛星放送が見られるようになった。それから朝は午前三時ごろ目が覚めるようになった。消灯が午後九時だから睡眠時間は六時間とれており十分だ。すっきり起きられ、朝快調だ。

この調子なら仕事に復帰したらプロジェクトリーダーをやれるかもしれない。上司に申し出てみよう。

体の調子もすこぶるいいし、ゴルフの練習場に行ってみよう。ドライバーで二五〇ヤードは出そうだ。

やりたいことのリストを暇があれば書いた。

また病棟でも人気者になり、他の患者からいろいろ相談を受けるようになった。

医者「調子はいかがですか？」

私「友達もできたし、入院生活をエンジョイしています。いいアイディアが浮かぶようになり、調子いいですね。同病相哀れむっていいますよね。他の入院患者の相談に乗ってて私は自己流ですけどカウンセラーみたいなもんです。いえ、先生の邪魔にならない程度に話を聞くだけですから。そして、少し病院で骨休みをしたら、会社でプロジェクトを立ち上げてリーダーをやりますよ。それとしばらくゴルフをやってなかったんですけど、久しぶりに練習場に通ってコースに出ますよ」

医者「……少し調子が良すぎるような気はしませんか？　うつの逆の調子が良すぎる状態を躁状態といいますが、それの軽い状態、軽躁状態の可能性があると思います」

私「良すぎることはないですけどね」

これが本来の自分なのだが……。

医者「朝何時ごろ起きてます？　暗いうちに目が覚めていませんか？」

私「朝は早いんです」

医者「昼間眠くなりませんか？」
私　「ならないですね」
医者「睡眠欲求の減少、睡眠時間の短縮も軽躁状態であることを裏付けています。抗うつ薬を続けていると本格的な躁状態になってしまうおそれが強いので抗うつ薬リフレックスをやめて気持ちを鎮める作用があるレボトミンという薬に変更してみます。また躁・うつの波を抑える薬を気分安定薬といいますが、気分安定薬のバレリンという薬を朝昼夕の食後に追加します」

そんなものなのかな、ただちに納得はしかねるが……。

その日から、抗うつ薬リフレックスは中止になり、バレリン２００ミリグラムが毎食後１錠ずつ追加された。寝る前にサイレース２ミリグラム１錠とレボトミン25ミリグラム１錠が追加された。レボトミンはきつい薬で朝ボーッとしたし、少しロレツが回らなくなったが仕方ないので我慢して続けた。

その後三日くらいすると、調子の良さはなくなった。

朝は五時ごろ起きるようになった。

十月

医者「だいぶ落ち着かれた様子ですね。ご自分ではいかがですか？」
私「そうですね……」
医者「ゆううつな感じはありますか？」
私「それはないですね」
医者「今は躁でもうつでもない安定した状態だと思います。そろそろ外出や外泊をして、病院の外でも大丈夫か確認してゆきましょう」

女房同伴での外出と外泊を繰り返して入院三カ月後に退院した。

十一月

仕事に復帰した。仕事はやはり暇で時間を持て余した。残業するほど仕事はないので定時に家に帰ると女房は嫌な顔をした。

外来にはじめ一カ月は週一回通院し、その後は二週間に一回通院している。

◆■ドクターのコメント■◆

一定の期間、調子が良すぎる時期とゆううつで調子が悪すぎる時期を繰り返す病気は以前は「躁うつ病」といわれていました。現在は「双極性障害」と呼ばれます。病気の原因はいまだはっきりわかっていませんが遺伝的要素が大きいようです。日本人では二五〇人に一人くらいの割合で発症し、男女で発症の頻度に差はないといわれています。

うつ病の時期と躁病の時期を繰り返すのが典型的な場合です。うつ病の時期は、前述のうつ病と同じ症状を示します。

躁の状態の時期は、気分が高まって開放的な気分になり、うきうきして調子が良く、自分に自信を持ち、いろいろな計画や考えが次々に浮かび、非常におしゃべりになります。他の人が楽しそうに話を聞いてくれると機嫌良く、大声で笑ったりしながらしゃべり続けます。しかし他の人が辟易《へきえき》して聞いてくれなかったり制止したりすると興奮して怒りだすこともあります。自分の能力を過大評価し、何でも見える、透視能力がある、超能力があるとか、救済者になったなどの誇大妄想が生じることさえあります。

眠ることが時間の無駄に感じて夜眠る時間が惜しく（睡眠欲求の減少といわれます）なか

なか眠くならず、また一旦眠りに就いても睡眠時間が短縮し朝早く目が覚めます。それでも日中快調で眠気やだるさを感じません。バイタリティ、エネルギーにあふれていると自分では感じます。しかし例えていえば躁状態とは、アクセルを吹かしすぎてタイヤがホイールスピンを起こし、摩擦で煙が出ているくらいなのにあまり前に進んでいない状態です。タイヤやエンジンに無理がかかっています。毎晩、飲み歩いたり、高級車を購入したり、カードで衝動買いしたり、あるいは異性と無分別に交際を始めたりします。また、気が大きくなり自分は天才だと信じたり、後先を考えずに発言したり他人を罵倒《ばとう》したりしますので人間関係が壊れたり、仕事でトラブルを起こしたりします。転職、離婚、借金など社会的生命に致命的なダメージを負うこともしばしばです。この致命的な社会的ダメージを防ぐために躁状態ではほとんどの場合、入院が必要になります。

この躁の状態がひどくて一週間以上続き入院が必要な程度だと双極Ⅰ型障害、そこまでではない軽い躁

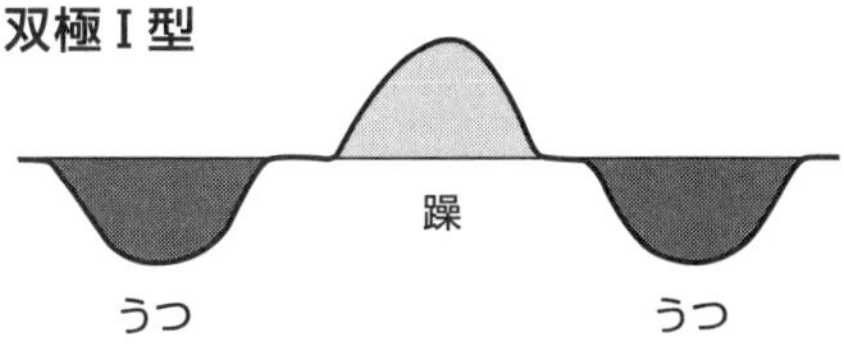

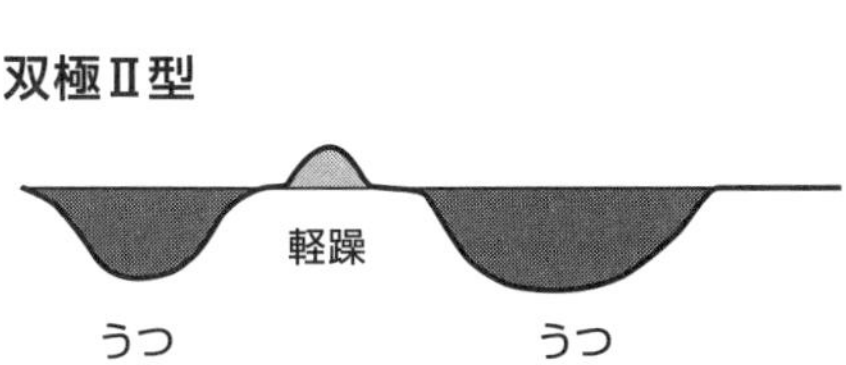

状態で期間も四日以内におさまれば双極Ⅱ型障害と分類されます。

まれに一生涯の間に躁状態だけが出現する「単極性躁病」の人がいますが、ほとんどはうつ状態を伴っています。単極性躁病も双極Ⅰ型障害に分類されます。

GさんはⅠ双極型障害、Hさんは双極Ⅱ型障害です。

Ｉさん

私は三十五歳。三人姉妹の真ん中。父親は私の憧れだった。スラリと背が高くイケメンで高校の校長だった。お酒が好きで、酔っ払って私を母の名で呼ばれたときは複雑な気分だった。多分うれしかったんだと思う。母親は専業主婦で何のとりえもない人だ。ある宗教の信者であり私も幼いときに入信させられた。母親は宗教に逃避しているんだと思う。私は母と同じレベルになるのがいやで宗教から徐々に距離を取った。

私は他人から父親似と言われ、ルックスは普通よりちょっと上だと思う。人見知りするたち。父に気にいられたい思いが強く、よく勉強したこともあり、成績はクラスでトップだった。現役で一流国立大学の教育学部に合格した。大学生時代にアルバイト先の上司と不倫関係になり、夜眠れなくなり落ち込みがひどく感情が不安定になった。どうしていいかわからなくなるとカッターで左手首を切るようになった。リストカットだ。死のうとは思わなかった。リストカットをすると彼は優しくしてくれたが、次第に私から離れていった。電話してもつながらないしメールしても返事が来なくなった。嫌われちゃった？　逃げられた？　落ち込んだ。リストカットして真っ赤な血を見るとすっきりした。痛みは感じなかった。出血が止まらず、何回か外科病院で傷口を縫ってもらった。精神科か心療内科の受診をすすめられたが行かなかった。上司と別れた後、大学の同級生だった今の夫と付き合うようになった。無難だけど面白みのない人だ。リストカット癖は自然におさまった。

結婚して子供が一人できた。夫も同じ教師で順調に出世して今は高校の教頭になっている。夫は私の相談にはまったく乗ってくれず、会話はない。

「俺は疲れているんだ。愚痴は聞きたくない」が夫の口癖だ。

四月

転勤先の小学校の受け持ちのクラスは学級崩壊の状態で授業中にじっと座っていない子が二人いた。

ある日、そのうちの一人がかんしゃくを起こし暴れて、教室のガラスを割った。母親に電話で連絡して来てもらった。怪我がなくて不幸中の幸いだったことを話そうとしたのに、いきなりけんか腰で「どんな教育してんのよ！　教師失格ね！」と逆ギレされた。「そもそもおまえ自身がまずしつけをやり直してもらえよ」という感じの母親だった。家庭でのしつけ云々《うんぬん》を言っても仕方ないので言うのをやめた。校長が飛んできて「I先生、謝りたまえ」と言うので、仕方なく親に頭を下げた。何で私が謝らなきゃいけないの！　急にハーハーしだした。呼吸が苦しい、息が吸えない！　めまいがする、手足がしびれる……同僚の先生が救急車を呼んでくれ、病院に運ばれた。病院に着いたときにはおさまっていた。採血、胸のレントゲン、心電図検査をしてもらったが異常はないと言われた。医者は「ストレスによる過呼吸ですね。もう大丈夫そうだけど、点滴一本だけやっときましょう」と言い、点滴された。その後、同僚に車で送ってもらい帰宅した。その夜、家に帰ってから、久しぶりにリストカットしてしまった。深く切りすぎて血がなかなか止まらないので包帯を巻いて外科病院に行った。手首の傷の消毒をしてもらい三針縫われた。

翌朝、職場に「体調が悪いので休ませてください」と電話を入れ休ませてもらった。次の日からは普通に仕事に行った。一週間後に外科病院で抜糸してもらった。心療内科を受診するよう言われ紹介状を渡された。

五月

紹介状を持って心療内科を受診した。

診察室のドアが開き医者が「Ｉさん」と呼んだ。医者は五十歳くらいの優しそうなおじさんだった。頭が良さそうで何でもわかってくれる人だと感じた。診察室は私と医者の二人きりで看護師はいなかった。椅子を勧められ座ったとたん、緊張の糸がぷっつり切れて、なんかいきなり泣きくずれてしまった。初対面の人の前で泣いたのは生まれて初めて。

医者「大丈夫ですか？　今日は外科の○○先生からのご紹介で来られたんですね。手首を切ってしまった」

私「二週間前、学校で過呼吸起こして病院に運ばれて、帰ったあと、家でリストカットしちゃいました」

医者「なんか、きっかけがあったんですか」

私「私は小学校の教員なんですけど、クラスの子が暴れてガラスを割ったんです。親に連絡して来てもらったら、逆ギレされました」

また涙が出てきた。

医者「災難でしたね……。学校の先生なんですね。今の学校はいつごろから勤務しているんですか？」
私「今年の四月に転勤になって、今の小学校に勤務しています」
医者「クラスのお子さんが暴れるっていうことが、ときどきあるんですか？」
私「ＡＤＨＤ（注意欠如・多動症）で薬を飲んでる子が受け持ちのクラスに二人います。その子たちが落ち着かないんです」
医者「その子が暴れてガラスを割ったのはいつですか？」
私「それが二週間前です。親御さんを呼んで話をしようと思ったらいきなり逆ギレ。私の教育が悪いって……」
医者「……そうですか、それはまた……」
私「校長が飛んできて、Ｉ先生、謝りなさいって……しょうがないから、謝ったんです。でも、理不尽で悔しくて……そのうち過呼吸になってました。救急車で運ばれたんですけど、体は何ともないって病院の先生が言ってました。ストレスが原因の過呼吸でしょうって。点滴して帰されたんですけど、家に帰ってからなんか悔しくなって、気がついたらリストカットしてました」
医者「切ったときのことは覚えているんですか？」

私　「気がついたら切ってた。血が止まらないので外科に行って処置してもらいました」
医者「死にたいと思って手首を切っちゃったんですか？」
私　「死にたいとは思いませんでした。気がつくと切っちゃってたんです」
医者「よくわかりました。過呼吸になったのは初めてですか？」
私　「過呼吸は初めてです。昔、大学生のときイライラするとリストカットする癖がありました」
医者「当時、病院には行きましたか？」
私　「傷が深くて血が止まらないときに行きました。心療内科にかかるようにも言われましたけど行きませんでした」
医者「手首を間違って深く切ると大量に出血して死んじゃうことがあるし、神経を傷つけちゃうと指がちゃんと動かなくなったり感覚がおかしくなったり障害が残ることがあります。手首を切るかわりに手首に輪ゴムを巻いておいてパチンとはじくとか、赤色のマジックインキで手首に真っ赤な輪をかくとか、代わりの方法で手首を切らないですんでる人もいます。試してみてください」
冗談言ってるの？
私　「……」

医者「最近、夜眠れていましたか？」
私「仕事が忙しく、帰りは九時くらいになります。なかなか寝付けなくて寝るのは深夜の〇時〜一時ごろです。朝は食事の支度があるので五時起きです」
医者「食事はちゃんととれてますか？」
私「朝は食欲がありません。昼は職場でちょっとだけ食べます。夕食も帰りが遅いのであまり食べません」
医者「体重は減りましたか？」
私「減ってません。寝られないときに過食しちゃいますから」
医者「仕事自体は集中できてますか？」
私「夢中でやってる感じです」
医者「お休みの日はゆっくり休めてますか？」
私「土日も学校に行きます。ほかの先生もみな来ていますし」
医者「趣味とかありますか？」
私「学生時代からピアノを習っていて、教師になってからも週一回くらい行ってたんですが、この四月に転勤になってから行けなくなりました」
医者「毎日ゆううつで理由もなく、涙が出ることがありますか？」

私　「そういうことはないです。今日は泣いちゃいましたけど」
医者「同居しているご家族はどなたがいらっしゃいますか？」
私　「夫と娘一人です」
医者「家族関係はうまくいってますか？」
私　「子供とはうまくいってると思います。主人とは空気みたいな関係」
医者「あはは（笑）、……ごめんなさい、そうですか。とりあえず、夜ぐっすり寝て疲れをとることが大事です。糖尿病はありませんか？」
私　「ありません」
医者「家系に糖尿病の人もいませんか？」
私　「いません」
医者「職場の健康診断で何か指摘されていませんか？」
私　「ないです」
医者「気持ちを落ち着けて眠りを改善するセロクエルという薬を寝る前に飲みましょう」

採血された。セロクエル25ミリグラム1錠を寝る前、一週間分が処方された。

その夜、薬を飲んだが眠くならなかった。仕方ないからワインを飲んだ。

しかし、気持ちよくならず、気がついたらカッターで左の手首を切っていた。自分でガーゼで押さえて包帯を巻いた。翌日心療内科を受診した。

医者「どうしました？」

傷口を見て医者は「傷が深いので縫いましょう」と言って看護師を呼んだ。目の前で消毒し、

「ちょっとチクッとしますよ」と言って局所麻酔の注射をした。

医者「見てると痛く感じると思いますから、こっちを見ないで他を見ててください」

　そう言われると余計に気になって傷口をじっと見ていた。

　傷口の皮膚に針が刺さったとき、私は「いったーい‼」と叫んだ。本当はあまり痛くなかったけど。医者の手がふるえた。医者は「ごめんね」と言いながら、縫い合わせていった。三針縫われた。

　抗生物質を朝昼夕の毎食後１錠ずつ処方され、寝る前のセロクエルは25ミリグラム１錠から１００ミリグラム１錠に増量された。朝がちょっとつらいが眠れるようにはなった。仕事には行っていたがストレスはたまる一方だ。あいかわらず落ち着かない生徒。限界だ。

　一週間後に病院で抜糸してもらった。

六月

医者「Ｉさん」
　私は診察室に入るなり急に意識が飛んで床に倒れた。
　医者の「Ｉさん！　大丈夫ですか？」という声を聞いたのは覚えているがその後の記憶はない。
　気が付くと病室で点滴されていた。夫がいた。不機嫌そうに「仕事中に迷惑だな」とボソッと言った。その後、医者が来た。
医者「気分はいかがですか？　頭のＣＴ検査と心電図では異常ありませんでした。血液検査の結果からは軽い脱水が疑われます。最近食事はとれていましたか？」
私「吐き気がしてあまり食べられませんでした」
医者「夜眠れてましたか？」
私「仕事の帰りが遅く睡眠時間は短かったです」
医者「疲れが取れて落ち着くまで入院しましょう。食事や水分が十分とれるようになるまで点滴をしましょう」

私「あなた、いい？」
夫「仕方ないだろ」
医者「職場には、本日から入院するので今後三カ月間の入院および自宅療養が必要との診断書を書きますので、ご主人に持っていっていただくということでよろしいですか？」
夫「わかりました」
私「三カ月も入院しないといけませんか？」
医者「たぶん入院期間は一カ月くらいでいいと思いますが、その後の自宅療養を含めて三カ月と書きます」
私「……わかりました」
医者「セロクエルの25ミリグラム1錠と不安やイライラを抑えるワイパックスという抗不安薬1ミリグラム1錠をそれぞれ朝昼夕の食後に、寝る前に睡眠薬のサイレース2ミリグラム1錠とセロクエル100ミリグラム2錠を処方してあります」

病室は四人部屋だった。同じ部屋の人はおとなしい、いい人ばかりだった。入院すると気分は落ち着き二～三日で食事も残さずとれるようになり夜も眠れるようになった。入院三週間後の週末に外泊した。

医者「外泊はいかがでした？」

私「普通に家事をしてきました。食事もとれたし、夜も眠れてました」
医者「気持ちは落ち着いていましたか？　イライラしたり不安になったりしませんでしたか？」
私「大丈夫でした。……ただ夫の冷たい視線がつらかったです」

七月

入院して、ちょうど一カ月後に退院した。一週間に一回、外来に通った。朝昼夕のワイパックスは1ミリグラムから0・5ミリグラムに減量になった。

八月

医者「調子はいかがですか？」
私「普通です。家事しているだけで何もストレスありませんから。仕事に戻ってももう大丈夫じゃないかって思うくらい」
医者「そろそろ診断書の期間も切れますしね。診断書を出して職場復帰を考えましょう」

「適応障害のため当院にて外来加療中です。職場復帰可能であるが、時間短縮勤務からはじめ、段階的復帰が望ましいです」という診断書を校長に提出したが、主治医だけでなく、指定された医師の面談の結果で復帰できるかどうかが決まるとのことで、結局復帰はできなかった。ずっと家にいて専業主婦になった。時間があるのでネットで自分の病気を調べた。「ボーダーライン人格障害」という病気にぴったり当てはまる。

「ボーダーライン人格障害は情緒が不安定でちょっとしたことでイライラしたりゆううつになったりする。対人関係が不安定で、同じ相手なのに普通に親しみをもって接していたのが突然豹変していきなり攻撃的になったり、また温かい態度で接したりする。

自分の衝動を抑えられないがために反社会的行動や自傷行為を行ってしまうこともある。親に愛情を注がれずに安心感が持てないで育つと、見捨てられる不安が生じて親に対する依存を卒業して自立することができなくなる。

この分離不安により対人関係が不安定になるのではないか」

と書かれていた。確かに自分に当てはまるような気がする。次の外来で先生に聞いてみよう。

医者「調子はいかがですか？」

私　「調子いいです。先生、私はボーダーラインですか？」

医者「どうでしょう、私は病名としては適応障害だと思いますけど」

私　「適応障害ってどんな病気なんですか？」
医者「ストレスによって、ゆううつになったり、不安になったりする状態ですね」
私　「私、先生に陽性転移(注)しているみたい」
医者「ふうん、そうですか」
　反応なくて、つまんない。
私　「今はもうストレスはないし、薬をやめられそうな気がするんですけど」
医者「少しずつ減らしていってみましょう。セロクエル25ミリグラム1錠とワイパックス0・5ミリグラム1錠は昼の分をやめて朝夕だけにしてみましょう」
九月には日中の薬はすべて中止になり、寝る前にセロクエル100ミリグラム2錠だけになった。
十月からは1錠に減量になったが、ちゃんと眠れている。

翌年三月

産休に入る教師の代理教員として担任を受け持って勤務してほしいと教育委員会から連絡があった。

私　「仕事して大丈夫でしょうか？」
医者「Ｉさんご自身ではどうですか？　大丈夫そうですか？」
私　「小学校でなく中学校だし、荒れている学級じゃないし、多分大丈夫だと思います」
医者「じゃ、その話に乗っていいんじゃないですか？」
私　「診断書を出すように言われました」
医者「病名は前と同じで適応障害として、当院で外来加療中であるが、症状は安定しており、職場復帰可能であると書きますね」
指定された別の医者の面談も受けゴーサインが出た。

四月

中学校の教師として復職した。軽音楽部の顧問として部活にも関わることになった。

（注）「転移」とは患者さんが精神科医に対して幼い頃の重要な他者（一般的には両親）との間に抱いた感情を移し替えて体験することです。異性の医者に対しての恋愛感情など「好ましい」という感情を抱くことが陽性転移であり「いやだな」という感情を抱くことが陰性転移です。

医者「仕事はどうですか？　順調ですか？」
私「私はなるべく午後九時には帰るようにしています。若い先生は十時や十一時まで残っているみたい」
医者「ひぇー、働き過ぎですね。過労死しちゃいそうですね」
私「私も、顧問をしている軽音楽部の発表が近づくと、土日も出勤になります」
医者「大丈夫そうなんですか？」
私「わかりませんけど……」
医者「寝る前の薬はちゃんと飲んで、できる範囲で睡眠時間を確保してくださいね」

　二カ月くらい休みゼロの日が続いた。みんなストレスがたまっている感じで精神科や心療内科にかかっている先生が複数いる。うつ病といううわさで休職を繰り返している五十歳くらいの先生が復職したが、調子が悪そうで職員室で一言もしゃべらない。でも私がメンタルな病気って誰かから聞いたらしく私にだけ近寄って話しかけてくる。セルフケアができていないのか口臭や体臭がきつくて迷惑でうっとうしい。ひげをそっていない日もある。君子危うきに近寄らずだ。当たらず触らずで怒らせないようにしなきゃ。ひょっとして私も他の人から同じ目で見られているのかな？

六月

医者「ちゃんと睡眠を確保してます？」
私「午前一時から午前五時までは寝てます」
医者「休める日はちゃんと体を休めましょうね」
私「ときどき過呼吸になることがあります。紙袋呼吸(注)とかして今のところおさまってますけど」
医者「過呼吸になりかけたら、ワイパックスを頓服で飲みましょう」
ワイパックス1ミリグラム1錠を頓服で処方してくれた。
家庭では夫は新しい高級車に買い換えたりパチンコが趣味でわざわざ遠くのパチンコ屋に行ったり好き勝手なことをしてむかつく。娘は中学生になった。成績優秀で私をみてきたからか

(注) 以前は過呼吸になったら、紙袋で鼻と口をおおうようにして呼吸し、吐き出した二酸化炭素を吸い込む「紙袋呼吸」がよいと言われていました。しかし、現在ではこの方法は酸素不足を招くことから推奨されておらず、息を吸った後一〜二秒息を止め、ゆっくりと吐き出す腹式呼吸を行い、必要なら精神安定薬の内服か注射投与を行うことで対処されています。

「教師にはならない、精神科医になりたい」と言っている。

◆ドクターのコメント◆

Iさんは「境界性パーソナリティ障害」です。

先天的・遺伝的に決定されていて、変化しない感情面の特徴を「気質」といいます。気質を基盤として外部に現れる行動や反応の特徴を「性格」といいます。「人格」（パーソナリティ）は性格とほぼ同じ意味に使われます。日本語で人格というと「人格者」という表現があるように道徳的ニュアンスが含まれることがあります。英語ではパーソナリティ・ディスオーダーといわれる病気を「人格障害」と訳すと道徳的欠陥という誤解が生じるおそれがあるため、「パーソナリティ障害」という日本語訳になっています。

パーソナリティ障害は米国精神医学会の『精神疾患の分類と診断の手引　第５版』（DSM‐５）によれば、以下のように分類されています。

A群（奇妙で風変わりな群）

猜疑性パーソナリティ障害

シゾイドパーソナリティ障害

統合失調型パーソナリティ障害
B群（演技的、情緒的で移り気な群）
反社会性パーソナリティ障害
境界性パーソナリティ障害
演技性パーソナリティ障害
自己愛性パーソナリティ障害
C群（不安で内向的な群）
回避性パーソナリティ障害
依存性パーソナリティ障害
強迫性パーソナリティ障害
それぞれについての説明は紙面の都合から割愛します。

●境界性パーソナリティ障害の方は

①他人に対して理想化と脱価値化の両極端を揺れ動きます。

初めて会って少ししか話もしていないのに、何でもわかってくれる先生だと持ち上げる（理想化）かと思うと、先生は私のことをまったくわかってくれないヤブ医者だと罵倒する（脱価値化）など。

他人を両極端に分裂してみる傾向があります。
②言葉で表現して感情を表現できずリストカットや過量服薬（オーバードーズ、ODと略称されます）、性的問題行動などの行動化を示します。
③相手を操作する傾向があります。
「あなたにだけ本当のことを打ち明けるわ、誰にも言わないでね」こう言われると、悪い気はしないので、この人の味方に引き入れられてしまいます。
④ちょっとしたことで見捨てられたと受け止め、うつ状態に陥ります。
などの特徴を示します。

インターネットなどで「境界性パーソナリティ障害」のことを知ると暗示にかかりやすい人はリストカットや過量服薬などの行動化といわれる問題行動が増えることがあり、治療が泥沼化することがあります。これを避けるためもあって私は患者さんにあなたは境界性パーソナリティ障害です、とは言わず、「病名としては適応障害だと思いますよ」などとお茶を濁して言うことが多いです。

ただ家族の方には境界性パーソナリティ障害と思われることをお伝えし、安定するまで時間はかかりますが気長につきあっていくことをお願いします。ほとんどが女性であり、三十歳代くらいまでは演技的で性的魅力をちらつかせ魅惑的で非常に不安定ですが、誤解を恐れずに言えば、性的魅力にかげりをきたし（？）男性を操作できにくくなる四十～五十歳代になれば（失礼）安定されることが多いようです。

診察室の中や入院環境の中で症状が激しくて他の患者さんや医療スタッフとの関係でトラブルメーカーとなりがちです。しかしＩさんのようにそれ以外の場面では社会適応が良くて能力の高い方がたくさんいらっしゃいます。

対人関係が不安定なので、ドクターショッピングを繰り返しますが、症状に動揺して左右されず、操作されずに気長につきあっていくと相性のいい医者にめぐり合って時間はかかっても安定していくことが多いようです。

Jさん

私は二十七歳。内向的で神経質だと思う。二つ年下の妹が一人いる。小さいときから妹にくらべて、我慢させられることが多かった気がする。短大を卒業してから、食品製造会社に就職した。会社の寮に入り働いたが職場にも寮にもなじめなかった。入社五カ月目に体調を崩し、一時会社を休んで実家に戻った。三カ月後、寮に戻って仕事にも復帰した。同僚の男性が心配してくれて、「大丈夫なの?」と声をかけてくれた。相談に乗ってもらっているうちに、その男性に惹かれるようになり五年前に結婚して退職した。会社から解放された私は専業主婦となり、子供が二人生まれた。朝が弱く起きられない私を夫は責めることはなかった。嫌だったが、夫の両親と同居することになった。

義父母は私が家事を十分にやらないことを快く思っていないようで、子育てにもいちいち口出ししてきた。

五月

クリーニングに出す夫の上着のポケットから手紙を見つけた。「私、自分でもどうしたらいいかわからない。ずっと一緒にいたい」と書かれていた。夫が不倫している。帰宅した夫に、手紙を突きつけた。夫はしらばっくれ、口論になった。口論の途中から胸が苦しくなり、首が締め付けられるような感じがして呼吸がしづらくなり、手がしびれた。その日からノドが詰まったような感じが続き食事がとれなくなった。感情が抑えられず、子供に当たり散らしてしまう。夫はもう相手とは絶対に会わないと約束してくれたが、夫を信じていただけに、その裏切りが許せず、夜も眠れなくなった。内科を受診し、念のため胃カメラ検査を受けたが異常なしだった。点滴してもらい、デパスという睡眠薬を処方され精神科あての紹介状をもらった。

六月

精神科病院を受診した。待合室で待っていると診察室のドアが開き中年の男の医者が「Ｊさん」と呼んだ。

紹介状を見て

医者「内科のX先生からのご紹介ですね。紹介状によりますとノドが詰まった感じで食事がとれず、夜も眠れないんですね。胃カメラ検査は異常がない。また情緒が不安定と書かれていますが、いつごろからですか？」

私「先月の半ばごろからです」

医者「何かきっかけがありましたか？」

私「夫が不倫していることがわかったんです」

医者「ご主人の不倫に気づく前はそういう症状はなかったんですね？」

私「ええ」

医者「食事が全くとれないんですか？」

私「最近少しずつ食べられるようにはなってきました」

医者「気持ちが不安定というのは、具体的にはどんな感じなんですか？」

私「子供に当たっちゃう……」

医者「叩いたりしちゃうんですか？」

私「叩きはしませんけど、すぐ怒っちゃう」

医者「イライラしている感じ？」

私　「はい」
医者「日中ずっとゆううつな感じですか？」
私　「ええ、ふさぎこんでる感じです」
医者「反応性のうつの状態だと思います。内科から処方された睡眠薬で夜は眠れているんですか？」
私　「はい、眠りは浅いですけど眠れてます」
医者「この世から消えちゃいたいとか死んじゃいたいと思うことはないですか？」
私　「子供がいるし、そこまでは……」
医者「絶対に早まった行動はとらないでください」
私　「……ええ」
医者「血縁関係の方の中に精神科にかかったことのある方はいますか？」
私　「いないと思います」
医者「寝る前に内科から処方されたデパスの１ミリグラム１錠を継続して睡眠を確保し、それに加えて日中のイライラ感を軽くするソラナックスという抗不安薬の０・４ミリグラムを朝昼夕と食後に飲みましょう。
　アルコールは飲んでないですか？」

私　「飲めないたちなんで飲んでません」
医者「わかりました」
　採血され、一週間分の薬が処方された。

一週間後

医者「この一週間いかがでしたか？」
私　「夜眠れていますし、食事もとれるようになってきました」
医者「ご主人との関係はどうですか？」
私　「まだわだかまりはありますけど」
医者「そうでしょうね。……時間が必要なんだと思います」
　毎日普通に家事もできるし、次第に薬を飲み忘れるようになった。二週間ごとに通院を続けた。

七月

夫の服のポケットから女性用の時計を見つけた。不倫を続けているんだ。どうしていいかわからず、残っていたデパスとソラナックスを全部、居間にあった夫のウイスキーで流し込み、左手首を包丁で切った。その後意識がなくなったみたいだ。
　もうろうとして起き上がったとき、彼が目の前にいた。彼は手首から血が出ているから病院に行こうと私を促し、彼の運転で病院に着いた。もう外は薄暗かった。

医者「どうしたのですか？」
彼　「手首を切ってしまったようです。それに、この病院で出されていた薬をたくさん飲んだみたいなんです。薬の袋が散乱してました。アルコールの臭いがするのでアルコールで飲んだと思います」
私　「よく覚えてないんです。頭が痛いし気持ちが悪くてフラフラします」
医者「付き添いの方は御主人ですか？」
私　「いえ、まだ結婚はしていません」
医者「……薬をまとめて飲んで手首を切ったんですか？」
私　「わかりません。覚えてないんです」
医者「私のこと覚えていますか？」
私　「いえ、初めてお会いしたので……」
医者「……そうですか。入院して、手首の傷の処置と点滴が必要です。今晩、ご主人に付き添いをお願いしてもよろしいですか？」

彼「そうします」

手首の傷を縫われた後、個室に入院となり点滴された。看護師が血圧、体温をチェックした。

医者が私の結膜を診た。

医者「幸い傷は浅く、結膜は貧血のようではなく血圧と脈拍に問題はないので出血量は少ないようです。微熱がありますので、しばらく毎日点滴します。お腹の痛みはありませんか？」

私「ありません」

お腹と胸に聴診器をあてて

医者「大丈夫そうですね。明日の朝から食事はおかゆでお出ししますので、食べられるだけ食べてください。無理しなくて結構ですから。今日はお腹を休ませる意味からお薬はお出ししません。眠れないときは精神安定剤の注射を用意します。明日の朝から朝昼夕食後に胃薬をお出しします。明日の朝採血させていただいて、肝臓の機能とかをチェックしてから、その他のお薬を考えます」

彼が付き添ってくれていたので、安心して眠ることができた。

入院翌朝

朝、採血された。朝食は三分の一くらいしか食べられなかった。
医者「おはようございます。昨夜は眠れましたか？」
私「眠れました」
彼「よく寝ていたみたいです」
医者「気分はいかがですか？」
私「悪くはありません」
医者「頭は痛くないですか？」
私「痛くないです」
医者「吐き気はしませんか？」
私「しません」
医者「朝食は食べられましたか？」
私「少しだけ……」
医者「今日の午後には採血の結果が出ますので、結果が出たらご説明します」
彼は仕事があるし帰ることになった。私は四人部屋に移った。

医者「採血データ上は問題ないです。今日から朝昼夕食後にワイパックスというお薬と寝る前にセロクエルというお薬をお出しします」

同室の人たちと仲良くなり、おしゃべりしながら食事はとれるようになった。

入院三日後

朝目覚めると彼と結婚していることを思い出していた。その後のことも思い出した。病院に通院していたことを思い出した。でも何で通院していたのか？　わからない。何で薬をたくさん飲んだのか、何で手首を切ったりしたのか？　わからない。思い出せない。考えると頭がずきずき痛くなった。

私「先生、私、少し思い出しました。彼と結婚していること、この病院に通っていたこと。でも何で通っていたかが思い出せないんです……」

医者「無理に思い出そうとしない方がいいです。いわゆる記憶喪失の一種ですが、人間はつらいことがあるとそれを忘れようとする防衛本能が働くんです。思い出したくないことは忘れたままの方がむしろいいのかもしれません。失われている記憶は何かのきっかけで思い出す日が来ることが多いんです」

私「それって何か大変なことしちゃったとかなんでしょうか……不安なんです」

医者「不安は不安として心の中に置いておきましょう。そして、自然に記憶が回復するときに備えて、心身の衰弱を取り去っておくことを考えましょう。三食きちんと食べて、体に栄養を補給し夜ぐっすり寝ること、それだけでいいんです」

そうか。そうなんだ。何か自信たっぷりに言われると、そんな気がしてきた。

入院一週間後には手首の傷の抜糸が行われた。

部屋の人たちは皆私に優しくしてくれる。

夕方、毎日夫に電話した。土曜日と日曜日には子供たちを連れて面会に来てくれた。

夫はいつも優しかった。

たぶん、姑との子育てをめぐっての諍《いさか》いが原因で追い詰められて薬をまとめ飲みして手首を切ったんだろう。思い出さなくてもいいのかもしれない、と思い始めていた。

八月

実母が面会に来た。

母「ご主人、悪かったって反省しているみたいよ。浮気は男の病気みたいなものだから許してあげたら？」

私 「え？……」

突然、彼女から夫にあてた手紙、夫から彼女へのプレゼントである時計……すべてを思い出した。そうだ、私は夫に裏切られていたんだ。夫は私を職場という地獄から救い出してくれた人だ。夫は私だけのものと信じていたのに……私だけのものじゃなかったんだ……私はこれからどうしたらいいんだろう？　そうだ、それで混乱した私はすべてを忘れようとウイスキーで薬をたくさん飲んだ、そして死のうと手首を切ったんだった。あのまま死ねたら幸せだったのに……呼吸が苦しくなってきた。

母 「どうしたの？　大丈夫なの？　顔が真っ青よ、大変！」

母が主治医の先生を呼びに行った。

医者「大丈夫ですか？　お母さんが心配されてましたが？」

看護師を呼んで血圧、脈拍をチェックし点滴をされた。

医者「精神安定剤の注射をします。……何があったんですか？」

私 「先生……私、全部思い出したんです。夫が私を裏切っていたこと……」

我慢できなくて泣いてしまう、涙が止まらない。

母 「記憶がなくなっていたこと知らなかったの……ごめんなさい……」

医者「……つらいですよね」

私　「私、あのとき死んじゃえばよかった……」
医者「……もし死んじゃってたら、二人の子供さんはお母さんがいなくなってた。Ｊさんは子供さんのためにも、ここにいらっしゃるあなたのお母さんのためにも死ぬわけにはいかないはずだ」
私　「……」
医者「早まった行動はとらないことを約束してください！」
私　「……」
医者「自分が死んでそのとき自分は楽になったとしても、残されたお子さんたちやあなたのお母さんは、Ｊさんが自殺したことで重い十字架を一生背負うことになるんです」
私　「時間がたてば、忘れてくれる……」
医者「あのとき、自分がＪさんを助けてあげられなかったからＪさんは死んじゃったんだって、一生苦しむことになるんです！」
私　「……」
医者「……」
私　「わかりました。自殺なんてしません」
医者「もうすぐ夕食の時間になりますけど、食べられそうですか？」

母「心配だから、しばらく付き添っていていいですか？」
医者「私もその方がいいと思います。Jさん、いいですか？」
私「はい」
医者「寝る前のお薬を少し調整させてください。今夜ぐっすり眠ることが必要ですから」
私「わかりました。お願いします。じゃないと眠れそうにないから」
さすがに夕食は半分も食べられなかった。調整された睡眠薬で夜は眠れた。

翌朝

医者「おはようございます。昨夜は眠れましたか？」
私「眠れました」
医者「朝食は食べられました？」
私「半分くらい。食欲がありません」
医者「なるべくがんばって食べてくださいね」
私「ええ」
医者「気分はどうですか？」
私「何か変なんですけどちょっとさめた感じです」

医者「と言いますと？」
私「なんか、実はうすうす気づいていたんじゃないかって。夫とはもう一緒に生活できない」
医者「……そうですか。Jさんがよければ、ご主人に私の方から連絡をとって、来ていただいて今後のことを一緒に話し合ってもよろしいですか？」
私「来てくれるかしら」
医者「連絡してみます」
一週間後、私・夫・主治医で同席面接が行われた。
医者「ご主人、今日はよく来てくださいました。Jさんは一週間前に記憶をすべて回復されました」
夫「そうですか。相手の女性ともめてまして、すぐには別れられないんです……」
私「あなたを信じたいけど、すぐには……。私は実家でしばらく生活します」

九月

実家への外泊を数回行い、退院した。外来通院は続けた。

医者「退院してからいかがですか？」

私「睡眠薬は眠れないときだけ飲むようにしています。大体は眠れていますし、食欲もあります」

医者「不安になったり、ゆううつになったり、悲しくなって涙が出てくるようなことはありませんか？」

私「夫とは離婚するつもりで、そのことを決めてから気持ちは落ち着いた感じです。子供たちを引き取って育てるために働こうと思っています」

十月

医者「具合はいかがですか？」

私「ふつうです」

医者「お薬は飲んでいますか？」

私「薬は飲んでいません。多分、もう大丈夫です」

医者「一カ月後に近況報告に来ていただけますか？」

その後、一カ月に一回近況報告に三回ほど受診し、治療は終了になった。

◆ドクターのコメント◆

Jさんの症状は「解離性健忘」です。

Jさんは当初キャリアウーマンを目指しましたが職場に適応できずに、救済者としての夫を得て、主婦として生きる道を選びました。しかし、家事や育児をこなせず、義父母に依存せざるを得ない状況になりました。そんな中でも支え続けてくれていると思い込んでいた夫の裏切りは、自己の存在を震撼《しんかん》させる体験だったと思われます。夫の裏切りという現実に直面することはあまりにつらすぎる。発作的に薬をたくさんウイスキーで一度に飲み、手首を切って自殺を図りました。目が覚めたとき、耐え難い現実の記憶は無意識の奥底に押し込められたのです。耐え難い記憶を無意識的に排除して抹消し精神のバランスを保つ働きを「解離」といいます。思い出したくない体験自体を丸ごと忘れてしまい、思い出せないという体験です。「意識的には受け入れられない耐え難い現実を抹消したい ↓ 自分自身を抹消するしかない ↓ 自殺」という方向に進んでしまうのを無意識的な心の働きが助けてくれているといえるのかもしれません。

そもそもが心のバランスを保つ働きなわけですから、その記憶を取り戻すことは、患者さんにとって非常に危機的な状況となります。初めのうちは思い出そうとすると頭が痛くなることが多いようです。たいてい何かの拍子に記憶が回復することが多いので、事情が許すのであれば自然に回復するのを待つのが良い対応だと思います。そして記憶が回復したときに備え、不眠があれば対症療法的に睡眠薬で睡眠を確保したり、「記憶を失っていた間に大変なことが起きたのではないか」との不安な思いを傾聴し、患者さんを支え続けるように接します。体と心の衰弱を回復しておいて、記憶が回復したときの衝撃に耐えられるように援助するのです。実際に記憶が回復されたときには自殺や自傷行動に十分注意します。そして記憶回復後も患者さんを支え続け、現実生活に戻られる患者さんを見守ってゆくことが必要です。

余談ですが、皆さんの中にお酒をたくさん飲んだ翌日に記憶をなくす（アルコール性ブラックアウトといわれ、これはアルコールの作用であり解離性健忘とは違います）体験をされた方がいらっしゃると思いますが（私もあります）、なんかとんでもないことを自分がしでかしたんじゃないかと不安ですよね。

Kさん

僕は、そこそこ名の通った進学高校の二年生。姉が一人いる。成績はクラスで真ん中くらい。大学に進んでシステムエンジニアになろうと思っている。内気な性格でクラブには所属していないし、親友といえる友達やガールフレンドもいない。

祖父が残してくれたマンションがあり、その家賃を取りたてに行くのが父の仕事だった。父は日中から酒を飲んでいた。飲むと暴れた。僕が小学校を卒業すると、母は僕と姉を連れて家を出てマンションに引っ越し父と別居した。母はパートで働いており何とか普通の生活が出来た。四つ年上の姉は短大を出てＯＬになり一人暮らしを始めた。だから僕は母親と二人暮らしだ。

電車で通学しているが途中の駅で、僕の乗った車両に違う高校の女子高生の三人連れが乗り込んでくる。その三人の中の一人が僕に気があるらしい。僕は始発の駅から乗るので座っているのだが、彼女は僕の席の近くに必ず立つ。チラッと見ると、向こうも僕を見ていたはずなのに、視線をはずす。あるとき、僕の目の前でハンカチを落としたので拾ってあげたところ、顔を真っ赤にして蚊の消え入るような声で礼を言った。彼女が僕を好きなのは間違いない。早く結婚してやらないとかわいそうだ。

一月

朝、僕は意を決して電車の中で彼女に「結婚しよう」と言った。意外なことだが「誰だか知らないのでごめんなさい」と彼女は言って、他の二人と隣の車両に移っていった。ただ彼女の目は「わかってる」と僕に言っていた。他の生徒の手前、正直なことが言えなかったんだ。隣に座っていたおばさんが悪意のある目で僕を見てにやついた。次の日からいつもの電車に彼女はいなくなった。彼女の親が違う電車にかえさせたに違いない。その日から毎日、授業が終わり家に帰ると自転車で走り回り彼女の家を探した。受験勉強どころではなくなった。

三月

担任教師から授業に身が入らず、成績が落ちてきている、様子も変だから精神科を受診させるようにとの電話連絡があったとのことで、僕は母親と一緒に精神科病院を受診した。待合室で待っていると、五十歳くらいの度の強いめがねをかけた冴えない男の医者が「Kさん」と僕の名を呼んだ。診察室に入った。

医者「おはようございます。今日はどういうことでこちらに来られたんですか？」

僕「……」

母親「学校の先生から、様子が変だから病院を受診させるよう言われたんです」

医者「いつごろから、どんなふうなのか具体的に教えてください」

母親「ひと月くらい前から、ちょっと落ち着かない感じで学校から帰ってくると自転車に乗ってあちこち走り回っているみたいなんです。どこ行ってたのって聞いても教えてくれないし。……学校でも授業に身が入ってなくて成績が落ちてきてるって……」

医者「K君ご自身ではどうですか？」

僕「なんともありません！」

母親「怒りっぽいし……夜も遅くまでごそごそなんかやってて寝てないみたい……」

僕「そんなことない！　僕は病気じゃない！　もう帰る！」

診察室のドアを開けたら、外に看護師が五人くらいいた。

僕　「助けてください！　僕は病気じゃないんです！」

必死に言ったが、ろくに話も聞かずに、鉄格子のある独房のような部屋に押し込められた。

医者「今日から入院してください」

血圧、体温がチェックされた。採血された。

三畳くらいの部屋の中にはトイレの穴しかない。ドアを叩くと、看護師と医者が来て、体を抑えられ、肩に注射をされた。注射後、意識がもうろうとして眠ってしまった。「お昼ごはん置いておきます」と看護師が食事を持ってきたが、食欲はなく食べられなかった。夕方、医者が看護師と一緒に入ってきた。

医者「K君の入院は医療保護入院という入院です。先ほどの採血では軽い脱水の所見がありました。食事や水分が不足していると思います。がんばって食事をきちんととってください。朝昼夕の食後と寝る前に薬を出してありますから、飲んでください。飲んで何か具合悪かったら遠慮なく言ってください」

夕方、ドアの下から食事が入れられた。こんな部屋の中では食欲が出るはずもなく、少ししか食べられなかった。ドアが開き、看護師が入ってきた。薬を飲むよう言われた。錠剤が3錠だった。仕方がないので飲むとまた頭がぐらぐらした。立っていられず、横になったらまた眠ってしまった。目が覚めたら、次の日の朝だった。

翌朝

朝食は半分くらい食べた。医者と看護師がドアをノックし部屋に入ってきた。

医者「おはようございます。昨日の夜、ちゃんと眠れた？」

僕「眠れました」

医者「朝ごはんは食べた？」

僕「少し」

医者「気分はどうです？」

僕「こんな部屋に閉じ込められて、気分いいわけない」

医者「そうですか」

僕「家に帰らせてください。僕はこんなところにいるヒマはないんです」

医者「入院する前に、夜あまり眠らずに食事や水分が不足した状態で、自転車で毎日走り回っていたんですよね。体の疲れをちゃんととる必要があります」

僕「彼女から連絡は来てないですか？」

医者「彼女って？」

僕「しらばっくれないでください。彼女の親に頼まれて僕を監禁しているんでしょ」

医者「私は彼女のことを知りません。どういうことか話してくれませんか？」
信用していいのか、わからない。話して信じてくれなかったら、僕は病気にされてしまう。

僕「……」

入院三日後

医者「おはようございます。昨夜眠れましたか？」

僕「はい」

医者「朝ごはん食べました？」

僕「はい」

医者「入院について納得されてますか？」

僕「納得はしてませんけど」

医者「無理に病棟から出ようという行動をとらないことを約束してほしいんです。約束できるなら、これから患者さんたちが食事をしたりテレビを見たりするスペース、デイルームっていうんですけど、そこで過ごしてみてください」

僕「この部屋はきついんで、……約束します」

医者「自分から他の人に話しかけたりしなくていいですから。挨拶《あいさつ》されたら挨拶を返すくらいにしといてください。夕食後にまたこの部屋、保護室っていいますけど、この部屋に戻ってください。そして夜はここで休んでください」

保護って何を保護するんだろう？

僕　「わかりました」

デイルームでテレビを見た。午後みんなでラジオ体操をした。夕食を食べたあとはまた保護室に戻った。

次の日も朝食後から夕食後までの日中はデイルームで過ごした。

入院五日後

翌朝九時に「朝礼」というミーティングに出席した。五十人くらいの患者たちがデイルームの自分の席に座った。看護師長が司会で、今日一日のスケジュールが話された後、「何か意見のある人はいますか」と看護主任が聞く。意見のある人は挙手して「○○君が他人の部屋に入ってきて困ります」「新聞を独占している人がいます」などの意見が出る。ホームルームみたいだ。一見何でもなさそうな人が大半だった。中にはやたらにしゃべる人、ほとんどまばたきをせず眼のぎらぎらしている人、口が半開きでよだれが垂れている人、手がふるえている人、意味もなく歩き回っている人がいたけど。

午後から医者の診察があった。

医者「病棟の雰囲気には慣れた？」

僕「まだ慣れません」

医者「この間、話してくれた彼女のこと、教えてくれない？」

僕「誰にも言わないでもらえますか？」

医者「約束します」

僕「通学の電車で一緒になるほかの高校の生徒。僕と結婚したがってる」

医者「へえ。告白されたの？」

僕「気持ちが伝わってくるんです」

医者「彼女の声が聞こえる？」

僕「はっきりとは聞こえないけど……わかるんです」

医者「彼女の名前は知ってるの？」

僕「知らない」

医者「……そう」

入院一週間後

医者「今日から、一般の部屋に移りましょう」

保護室を出て六人部屋で過ごすことになった。

病棟は男性だけの閉鎖病棟だ。

朝は六時起床。洗面所に並び、次々顔を洗う。七時になると朝食だ。食事の時間は配膳当番の患者が看護師と一緒に食器をテーブルに並べる。その後「お食事です」との放送で皆いっせいにデイルームに集まり、名前のラベルが貼られた自分の席に座る。そして「いただきます」の合図でいっせいに食べ始める。早く食べないといけない決まりがあるようで、皆すごいスピードで食べる。看護師の「ごちそうさま」に続いて、患者たちも唱和する。朝礼の後、日中はテレビを見たりして過ごす。デイルームには卓球台が置いてあり、時々他の患者と卓球をした。すごく上手な人がいた。週一回くらい、レクリエーションの時間があり体育館でバレーボールをしたり、中庭でキャッチボールをしたりした。

部屋でずっと寝ている人がたくさんいる。

夜は八時に薬を飲む。九時になると消灯だ。薬が効いてきて眠れる。ある日、なかなか寝付けないでいると、他の患者の大いびきで全く眠れなかった。ナースステーションに行き、追加の睡眠薬をもらい、ようやく眠れた。「早く寝たもんがちだよ」隣のベッドのおじさんが教えてくれた。

回診という医者との面接が週三回あった。
医者「食事はとれてる？　夜眠れてる？」
僕「はい」
医者「どういう理由で入院しているかわかる？」
僕「わかりません」
医者「落ち着かなかったんじゃない？」
僕「……僕には時間がないんです。早く退院したいんです。結婚しないといけないんです。
彼女が待っているんです」
医者「お母さんに電話して聞いてみてください」

またのらりくらりとかわされてしまう。

洗面所に行くと「キチガイ」「いい気味だ」と男と女が僕のことをうわさしている。あたりを見回すとやつらは姿をかくす。手を回してむりやり僕を閉じ込めた彼女の父親と母親が様子を見に来ているらしい。なんとか彼女と連絡をとりたい。「医者に逆らうと、保護室に入れられたり、手足をしばられたり、電気ショック(注1)をされたり、ロボトミー(注2)という怖い手術をされ廃人にされる」と隣のベッドのおじさんが教えてくれた。回診のときも、「うっかりしたことを言うとなかなか退院できないので調子いいと言わないといけない」と教えてくれた。そのくせ、そのおじさんはもう十年くらい入院しているらしいと他の患者さんが言ってた。

毎朝の朝礼で僕は主治医との面接を求めた。医者に、自分に時間がないこと、彼女と会わせてくれたら、自分が狂っていないことを証明できることを繰り返し話すも、理解してくれない。「じゃ、今日はこれで」と一方的に面接を終わらせるのが医者の手だった。彼女の親から金を握らされているに違いない。

（注1）電気ショック…頭部への通電によってけいれん発作を誘発する治療法を「電気けいれん療法」といいます。即効性があり緊急を要する場合には有効な治療法です。現在では麻酔科医の協力のもとで全身麻酔下で筋弛緩薬を使用する「修正型電気けいれん療法」が主流になっています。修正型では身体のけいれん発作は起こさないので安全であり患者さんの負担も少なくなっています。以前は実際に全身のけいれん発作を誘発しており残酷なイメージから「電気ショック療法」と呼ばれることもありました。

（注2）ロボトミー…精神科治療薬が開発される以前の時代に、主に統合失調症の方の興奮を鎮める治療法として行われていた前頭葉にメスを入れる手術のことです。手術後、患者さんは自発性が低下し喜怒哀楽の感情が喪失してしまったり、逆に衝動性が高まってしまったりという重大な副作用があることがわかり、一九七五年以降は行われていません。

※「電気ショック」「ロボトミー」という言葉は精神科・精神病院が恐ろしいところという偏見の源になっていると言っても過言ではありません。

五月

彼女の声が聞こえた。まちがいない。彼女が来ている。

ある日の回診

医者「こんにちは。調子はどうです？」
僕「変わりないです。先生は彼女に会いましたか？」
医者「お会いしたことはないです」
僕「隠さないでください！　彼女の親がときどき来ていますよね」
医者「来られてはいないはずです」
僕「彼女に会わせてほしい！」
医者は無言で無表情でこちらを見ようともしない。
医者「今日はここまでにしましょう」

こいつには感情がないのか。僕は頭にカーッと血がのぼった。一旦立ち上がったが、カルテ書きをしている医者の胸倉をつかみ顔を殴った。他人を殴ったのは生まれて初めてだ。拳と手首に無理がかかったようで痛かった。医者のめがねが吹っ飛んで、レンズが割れた。医者は立ち上がり「何をするんだ」と叫んだが声が上ずっていた。近くにいた看護師に後ろから羽交い絞めにされ、医者の指示で別の看護師が僕の肩に注射をした。そして、保護室に入れられ、ベッドに拘束帯でがんじがらめに縛られた。

その後は意識がもうろうとして、はっきり覚えていない。食事を拒否すると点滴をされた。飲み薬を拒むと、口をこじ開けられて、錠剤を放り込まれた。そして口を無理やり閉じられ上からタオルで押さえられた。薬はすぐに溶けて飲み込まざるをえなかった。

翌日

医者「どうしてこうなっているかわかる?」

初めは無視していたが、縛られ続けるのは耐えられないのでしゃくに障ったが「すいませんでした」と謝った。

その次の日

拘束ははずされ、保護室を出て元の部屋に戻った。毎食後・寝る前とも薬が増えた。「失敗しちゃったね」と彼女が僕にささやく声が確かに聞こえた。

面会時間は午後一時半から四時までと決められており時々母親が来てくれた。「彼女から連絡はあった？」と聞くと母親は悲しそうな顔をして、「まだそんなことを言ってるの」と言った。彼女の親から圧力をかけられているようだ。母や彼女のために、何とかしなければならない。それから僕に何ができるか考える日が続いた。

同じ部屋のYさんはときどき家族が迎えに来て外泊をしていた。「医者に逆らわず、看護師の言いなりになっていれば、君も許可がおりるよ。外泊をして家でおとなしくしていれば、また外泊できるし、そのうち退院できるよ」と教えてくれた。

医者「調子はどう？」

僕「悪くないです」

医者「部屋の雰囲気はどう？」

僕「変な人もいるけど大丈夫です」

医者「夜眠れてる？」

僕「ほかの人のいびきで眠れないときもあるけど」

医者「追加の睡眠薬はもらってる？」

僕「はい」

医者「それ飲めば眠れてる？」

僕「何とか」
医者「彼女のことは今どう考えてる？」
僕「はやく退院して結婚したいです」
医者「名前も知らない人と結婚って、なんか飛躍していませんか？」
僕「……」

おまえみたいなオッサンにはわからないだろう、と言いたかったがやめた。
彼女の両親はあいかわらず、こっそり僕の様子を見に来ているようで姿は見えないが「一生出られないよ」「かわいそうだな」との会話が聞こえた。暇な連中だ。「大丈夫よ。待っているから」と彼女は言ってくれるけど……。

どんどん時間が経っていく。脱走するしかない。

病棟は二階にあり、入り口の扉には鍵がかかっている。病室とデイルームの窓は特殊なもので三センチくらいしか開かないので出られない。ナースステーションには日中は看護師が十名くらいいるので、入り込んでもすぐ捕まってしまう。

食事の時間になると配膳車に乗せられた食事が病棟の入り口が開けられ運ばれてくる。その奥がエレベーターになっていることを他の患者が教えてくれた。昼食時は看護師が大勢いるので無理だが、朝と夕食時は夜勤の看護師三名しかいない。入り口が開いた瞬間に飛び込めば逃げられるかもしれない。いやいや、エレベーターが到着するのを待っている間につかまってしまう……。同じことを考えたおじいちゃんが飛び込む前に看護師に捕まり、保護室に入れられた話を他の患者から聞いた。もっとうまい手を考えなければ……。

病院には歯科がないため虫歯になると看護師同伴で近くの歯科医院を受診できることを知った。逃げるチャンスがありそうだ。「虫歯が痛いんです」と僕は看護師に訴えた。主治医から歯科受診の許可が出た。

七月

一人の看護師が運転し、僕はもう一人の看護師と後部座席に座った。歯科医院に着いて受付を済ますと「トイレに行きたい」と付き添いの看護師に言った。一人の看護師がついてきた。トイレに入ると小さい窓があった。やせている僕には十分だ。夢中で窓から逃げた。運悪く、窓から出たときに他の人に見られてしまい、看護師が追いかけてきた。僕は脚には自信があり、やみくもに走ったが後ろからタックルされて捕まってしまった。そのまま車で病院に戻り保護室に入れられた。注射されるのは嫌なので素直に入った。
医者「K君、今後同じような行動は絶対とらないでください」

僕「……」

翌日

医者「おはようございます。昨日の夜、ちゃんと眠れましたか？」
僕「はい」
医者「食事もとれていますか？」
僕「はい」
医者「衝動的な気持ちを抑えられるよう、薬を調整しました。薬を飲んで何か具合悪いことはある？」
僕「ちょっとボーッとするだけ」
医者「だんだん慣れますから、きちんと飲んでください」
僕「わかりました」

一週間後

医者「具合はどう？」
僕「いいです」

医者「むりやり病院から出ていこうという行動をとらないと約束してください。できますか？」

僕　「約束します」

やっと保護室から解放され、元の部屋に戻ることができた。

薬を飲むと頭がボーッとして口が渇き便秘になった。また手も少しふるえる。

医者「薬を飲んで何か具合悪いことがありますか？」

僕　「別に……」

なんか言うと余計薬が増えそうだ。

医者「彼女の声が聞こえます？」

僕　「ときどき」

医者「どんなこと言ってくるの？」

僕　「はっきりとは……」

医者「彼女の親の声は？」

僕　「ときどき」

医者「どんな内容？」

僕　「いい気味とか……」

医者「そう言われるといやな気持ちになるよね？」
僕　「ええ」
医者「聞き流すことはできる？」
　そう言うと紙に木の絵を描いた。
医者「上の絵のように木に強い風が吹いてきたとして、まっすぐ立ってるときついでしょ。でも下の木のように風に抵抗しないで、幹をしならせて風を流しちゃえば、そんなに抵抗

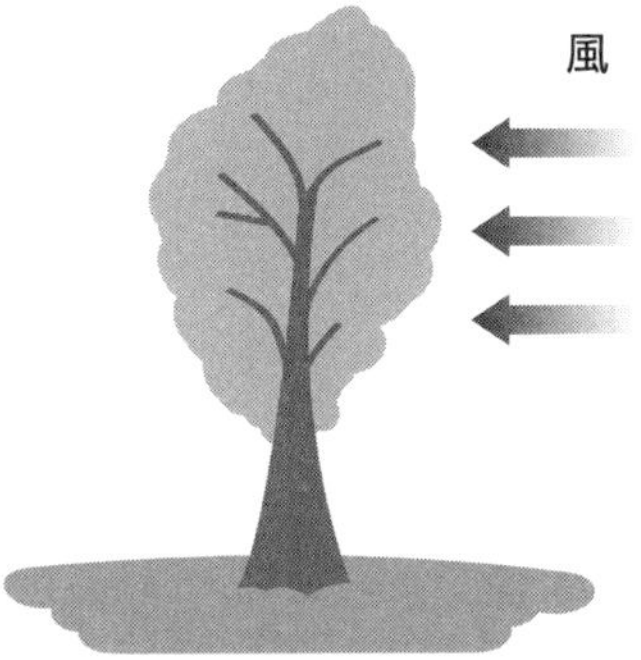

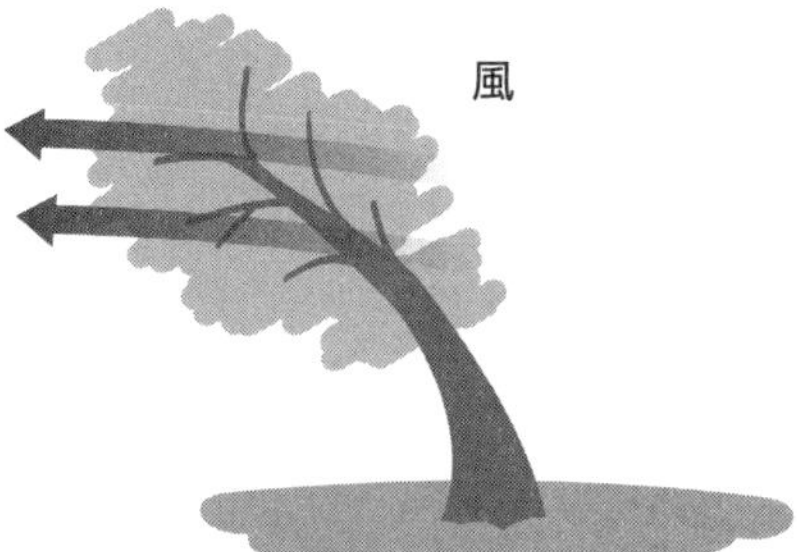

を感じないで、きつくないでしょ。なんかごちゃごちゃ言われたら、このイメージで聞き流しちゃいましょう」

そんなもんか。

僕「……」

彼女の親の声は聞き流しているうちに、聞こえなくなった。彼女の「待っているから」というテレパシーはときどき聞こえる。焦る気持ちもなくなっていった。僕はおとなしくすることにした。

八月

医者「調子はどう？」

僕「快調です。夜眠れています。食事もとれています。入院したときは混乱していたと自分でも思います。母親に心配かけちゃった」

母親と僕と医者で三者面談することになった。

医者「K君は統合失調症という病気だと思います。脳の中でいろいろな感覚情報を伝えるドーパミン神経の働きがうまくいかずに、実際にはない声が聞こえる幻聴やいろいろなことを自分に関係づけてしまう妄想が出てきます。Ｋ君が飲んでいる薬はこのドーパミン神経の働きを調節する薬です。薬をしばらく飲み続けることで症状を安定させ、規則正しい生活をし睡眠を十分とってストレスを避ける養生をすれば、ほとんどの人は普通の生活に戻れます」

九月

母親同伴での外出許可が出た。落ち着いて過ごせたので、一泊二日の外泊をした。病院での生活とほぼ同じ時間に寝て同じ時間に起きて病院に戻った。一週間後に三泊四日で外泊したが、落ち着いて過ごせた。彼女からのテレパシーは入ってこなくなっていた。彼女の両親の声も聞こえない。夢だったんだろうか。

十月

ようやく退院した。薬はリスパダール2ミリグラムとワイパックス1ミリグラムの錠剤を朝夕食後、寝る前にサイレース2ミリグラムとジプレキサ・ザイディス10ミリグラム2錠だった。

高校二年生をやり直すことになったが、学校に行く気力はなかったので休学することにした。大検で高校卒業の資格をとるつもりだ。

朝いったん起きても起き上がる気になれず、二度寝する。十時ごろ目が覚めると母親は仕事に行っており、誰もいない。ヤブ医者の誤診に基づいた薬なんか飲む必要がないのでやめた。睡眠薬のサイレースだけは飲まないと眠れないので続けることにした。夜は十一時ごろに寝た。

十一月

母親と一緒に外来を受診した。

医者「退院してから調子はどう？」

僕「いいです」

母親「朝遅いようです。私は仕事に行ってしまうので何時ごろ起きているのか」

僕「八時ごろに起きてます」

医者「薬はちゃんと飲んでる？」

僕「飲んでます」

二週間分の薬をもらい帰った。その後も通院はしたが、薬は飲まなかった。

翌年二月

いつものように朝十時過ぎに起きた。近くのコンビニに行くと、客たちが驚いた顔で僕を見た。「Kだ」「今頃来たよ」「キチガイだ」「臭い」とひそひそと僕の悪口を言ってる。僕はいたたまれずコンビニを飛び出した。

その日の夜から睡眠薬を飲んでも眠れなくなった。「それ、見たことか」と彼女のテレパシーがまた入ってくるようになった。僕に捨てられて怒っているんだ。

眠れないので、早めに受診した。

医者「今日はどうしました？」

僕「最近眠れません」

医者「いつごろからですか？」

僕「一週間くらい前から」

医者「薬はちゃんと飲んでます？」

僕「飲んでも眠れません」

医者「薬の飲み残しはありませんか？」

僕　「朝の薬はたくさん余ってます。寝る前のジプレキサも……」
医者「どれくらい余ってます？」
僕　「一カ月分くらい……」
医者「飲み忘れが結構あるんですね。余ってる薬は処分してもらっていいですか？　今日処方しなおしますから」

リスパダール液1ミリリットルとワイパックス1ミリグラムをそれぞれ朝夕の食後、寝る前にサイレース2ミリグラム1錠とジプレキサ・ザイディス10ミリグラム2錠が一週間分処方された。サイレースとジプレキサを1錠だけ飲んでベッドに横になったが「あんたはバカよ。ははは……」と彼女が僕をバカにするので頭にきて眠れない。ムシャクシャして壁を叩いた。母親が部屋に来た。「大丈夫？　眠れないの？　薬はちゃんと飲んだの？」と母は言った。「ごめん。薬はちゃんと飲んだ」と謝った。その日は明け方まで寝付けなかった。

翌日、心配した母親と一緒に受診した。

医者「夜眠れてましたか？」
僕　「眠れません」
母親「最近落ち着かないんです。薬をちゃんと飲んでないみたいで」
僕　「飲んでるってば！」

医者「……薬の管理をお母さんにしてもらってください」
母親「昼間は仕事に行ってますので……」
医者「朝の薬は、お母さんが仕事に行く前、K君に渡すか、寝ていたら枕元に置く。夕食後の薬はお母さんが仕事から帰ってきてから目の前で飲んでもらう。寝る前の薬も目の前で飲んでもらう。K君、これでいいですか?」
僕「……いいですよ」

朝の薬は飲まずにトイレに流した。夕食後と寝る前の薬はしょうがないので飲んだ。眠れるようにはなった。彼女のテレパシーはまだあるが、だんだん気にはならなくなった。外に出る気にならず、ひきこもりの生活になってしまった。

◆ドクターのコメント◆

Kさんの病気は統合失調症です。統合失調症は十五歳~三十五歳ごろに発病することが多く、約一二〇人に一人が罹患する病気です。発病頻度に男女差はありません。おそらく遺伝的に、ストレスに対する脳の抵抗力が弱く、さまざまなストレスによって幻覚や妄想・興奮などの症状が顕在化すると考えられています。

統合失調症の症状は陽性症状と陰性症状に分けられます。
陽性症状：幻覚（主に幻聴）、妄想、させられ体験、興奮（後述）
陰性症状：感情鈍麻（生き生きとした感情を失い、喜怒哀楽の適切な表現ができなくなり、表情や態度から、その人の感情が伝わってこない）、意欲低下、ひきこもり（自閉）

発症して初めの頃と再発時は陽性症状が目立ちますが、慢性化してくると陰性症状が主となります。陽性症状が目立たないとうつ病と間違われることもあります。経過は陽性症状が目立つ急性期といわれる時期を波状に繰り返すことが多いですが、約半数くらいは完全にあるいは軽度の症状を残して回復します。

ストレス状態になるとドーパミンという脳の神経細胞の情報を伝える物質がたくさん出るのですが、統合失調症の症状の基盤としてこのドーパミン神経系の機能異常があることがわかっています。これを是正するリスパダール、ジプレキサなどの抗精神病薬と呼ばれる薬が使用されます。恐怖などの情動に関係する辺縁系という部分のドーパミン伝達が過剰になると陽性症状が、前頭葉のドーパミン伝達が低下すると陰性症状が出現すると考えられています。

何となく不安になってイライラしたり、ゆううつになり、やる気が出なくなってひきこもりの状態になったり、集中力がなくなり能率が低下して、夜眠れなくなり、生活が乱れ昼夜逆転したりなどの状態（発症前駆状態と呼ばれます）が一～二年続いた後に陽性症状が出現することが多いようです。

陽性症状の主なものを列挙してみます。

幻聴：複数の人が自分の悪口を言い合っている、「今、お風呂に入ったよ」などと自分の行動に注釈を加える、自分が通り過ぎると後ろで「馬鹿野郎」と誰かが言う、など

妄想気分：何か悪いことが起きそうな漠然とした、薄気味悪い、強い恐怖感

妄想知覚：犬が片足をあげた、これは天の啓示だと思い込むなど

妄想着想：（突然）自分は神の子だとわかった、など

追跡妄想：誰かが後をつけてくる、車で走っていても後ろの車が自分を尾行しているなどと確信する

注察妄想：みんなが自分を見ていると思い込む

被害妄想：悪さや嫌がらせをされると思い込む

させられ体験：自分の行動が誰かにさせられていると感じる

させられ思考：自分が考えているのでなく誰かに考えさせられていると感じる

被害的な幻聴や妄想は次第に自分がそれだけの価値のある人間だから、いろいろ言われたり嫌がらせをされるんだという誇大的なニュアンスを帯びるようになり誇大妄想が形成され

ることもあります。例えば

血統妄想：自分は天皇の末裔《まつえい》だと確信する

発明妄想：大変な発明をした、などと思い込む

などです。

心理学的にはいじめられ虐げられる理由として自分がそれだけの人物だからだと自分自身を安心させたいという思いから、被害妄想から誇大妄想に移行すると考えられるかもしれません。

有効な治療薬がなかった時代に発病した方以外は、慢性化して誇大妄想を持つようになる人をほとんど見なくなりました。精神科の敷居が低くなり精神科クリニックがあちこちに出来て軽いうちから受診される方が増えたこと、リスパダールに端を発し、インヴェガ、ジプレキサ、セロクエル、エビリファイ、ロナセンという副作用が少ないので十分量使える薬が登場し治療効果があがるようになったこともあり、この病気は著しく軽症化しています。副作用のおそれから一部の施設でしか使えませんが、難治性の場合、クロザリルという切り札的な薬もあります。

私が精神科医になった三十年くらい前は「荒廃状態」といういささか失礼な表現があてはまるような、一日中不自然な姿勢で固まっている人やわけのわからないことを言い続けて勝

手に怒っている人とかが精神科病院には必ずいましたが、現在ほとんどいないと思います。現在では、きちんと治療を受け、養生しさえすれば、この病気の方の半数の方は回復し、ほぼ普通の社会生活が営めるようです。

家族や医療スタッフを含めた周囲の方の患者さんに対する感情の表し方によって再発率に差があることがわかっています。患者さんに対して、批判する、敵意を示す、感情的に巻き込まれるという対応を避けることが患者さんを不安定にしないコツといわれています。患者さんが少々不安定になってもクッションのように、ホンワカと吸収してしまうような対応がいいようです。

しかし、次のLさんのような不幸な結末に至ってしまう方がいらっしゃるのもまた現実です。

Lさん

私は三十一歳。父は私が小さいときに自殺しており、顔を覚えていない。五十三歳の母親と三十三歳の姉との三人暮らしをしている。母は女手一つで私たち姉妹を育て上げてくれた。姉は統合失調症で精神科病院に入院・退院を繰り返している。私は内気な性格で人付き合いが苦手だ。高校を出てから店員として働いたがイジメにあい職場になじめず、一年で辞めた。その後は自宅で家事手伝いをしている。

二月

朝起きたときから、頭がかゆくて変な感じだ。さわるとなんか表面がゴソゴソする。鏡を見てもブツブツはない。でも触ると確かにゴソゴソする。何の病気だろう？　コンビニに買い物に行った。なんか他の人が私が近づくとさっと離れる。私を見て笑っている人もいる。「くっさーい」という声が聞こえた。私、くさいの？「気持ち悪い」って別の人が言った。何も買わずにコンビニを出た。その日から夜眠れなくなった。食欲もなくなった。

皮膚科を受診した。皮膚科の先生は「何ともないですね」と言った。

髪の毛があると治らないから、自分で髪の毛を切った。スキンヘッドみたいになった。やっぱり変なので皮膚科にまた行ったら「精神科に紹介状を書きました。精神科の先生がお話を聞いてくれると思います」と言われてしまった。

三月

皮膚科からの紹介状を持って母親と一緒に精神科を受診した。待合室で待っていると中年の男の医者が「Lさん」と私の名を呼んだ。母親と一緒に診察室に入った。診察室の中は医者しかいなかった。

医者「○○皮膚科の○○先生からのご紹介ですね。頭がかゆいという症状で受診されたが、皮膚科的病気はない。ご自分で髪を切ってしまわれた。精神的な原因があるのでは、と紹介状には書かれています。いつごろから頭がかゆくなったんですか？」

私「二月に入ってからです」
医者「それで○○皮膚科を受診されたんですね。○○先生はなんとおっしゃったんですか」
私「私の頭をあちこち触って、ピンセットで頭の皮膚の一部を取って顕微鏡で見てました。で、何ともないって。でも、なんか隠してるって直感したんです」
医者「そう感じたのはどうして？」
私「だって、こんなにかゆいし、触るとゴソゴソしているのに何でもないわけないし」
医者「それで、髪を切ったんですか？」
私「コンビニに入ったら、皮膚病がうつる、くさい、とか汚いとかみんな言うんだもの」
医者「面と向かって言われたの？」
私「私が見ると、やめる」
医者「聞き間違いってことはありません？」
私「あんなはっきり言うんだもの、間違いじゃない」
医者「そうですか……ところで夜ちゃんと眠れてますか？」
私「眠れてます」
母「夜遅くまで起きてるじゃない」
私「寝る時間は遅いけど眠れてはいます」

医者「食欲はありますか？」
私「あまり食べてません」
医者「体重が減りました？」
私「ダイエットしてるから」
医者「この一カ月でどれくらい体重が落ちましたか？」
私「さあ、測ってないから、わかりません」
医者「今まで何か体の病気をしたことはありますか？」
私「ありません」
医者「血縁関係の方の中に精神科にかかったことのある方はいらっしゃいますか？」
母「この子の姉が統合失調症で精神科にかかっています」
医者「そうですか。いろいろ気になることがあって、気持ちが弱っちゃうと、よく眠れなくなったり食欲が落ちたりして体が衰弱しちゃいます。すると気持ちも衰弱して、っていう悪循環にはまってしまいます。気持ちを安定させるお薬を出しますから、飲んでみてください」
私「薬は飲みたくないです」
医者「そうですか……。じゃ体重が減ってきているってこともありますので体の状態をチェックするため採血だけさせてください。一週間後には結果が出ますからまた来てください。

ちょっとお母さんと話してもいいですか？」

私は部屋を出て待合室で待った。お母さんが余計なこと言わなきゃいいけど。五分くらいして診察室のドアが開いて医者が「Lさん」と呼んだ。

医者「今日は採血だけしますので、一週間後にまたお母さんといっしょに来てくださいね。結果についてご説明します」

採血されて家に帰った。途中、すれちがった人が変な目で私を見たが無視した。その日の夜も眠れなかった。

一週間後

検査結果の紙を示しながら

医者「検査の結果は異常ありませんでした。この紙は差し上げます。食事はとれていましたか？」

私「ええ」

医者「夜、眠れてましたか？」

私「寝付きが悪いです」

医者「寝る前だけ薬を飲んでみませんか？　眠れない日が続くと消耗しちゃいますよ」
母「そうしなさいよ」
私「そうね、そうする」
医者「血縁関係の方の中に糖尿病の人はいませんか？」
母「いません」
医者「ジプレキサ・ザイディスというお薬を出します。この薬を飲んで三十分しても寝付けなかったら、サイレースという薬を追加してください」
寝る前にジプレキサ・ザイディス5ミリグラム1錠、不眠時にサイレース1ミリグラム1錠が一週間分処方された。
最初の日は薬を飲んだ。その日は確かに寝付きがよかった。でもネットで検索するとジプレキサは太る薬らしいのでやめた。サイレースで眠れたのでサイレースだけ続けた。

次の受診日

医者「お薬はちゃんと飲んでましたか？」
私「ジプレキサは太る薬みたいなのでやめました。サイレースで眠れてます」
医者「そうですか。確かに体重が増える方がいますが、食事に気をつけて、体を動かすようにすれば、大丈夫なことも多いんですけどね」

私「太る薬はいやです」

医者「わかりました。ジプレキサはやめて、ロナセンというお薬に変えてみましょう」

ロナセン4ミリグラムを寝る前に1錠、不眠時にサイレース1ミリグラム1錠が一週間分処方された。

ロナセンを飲んでも眠くならないので毎晩サイレースが必要だった。

だからロナセンはやめた。

四月

起きたら昼過ぎだった。母は仕事に出かけており、姉はデイケアに行っていて、私一人だった。コンビニに買い物に行った。コンビニの前に黒い車が一台停まっていた。運転席の男の人が携帯でメールしていた。「くさい」という声が聞こえた。店に入ったとたん、店員が変な目つきで私をチラッと見てすぐ目をそらした。「何なのよ!」大声を出してしまった。急いでコンビニを出て走って家に帰った。

その日は食欲がなく、一日何も食べられなかった。夜も一睡もできなかった。外に出るのが怖くなり、ずっと家の中で過ごした。

五月

食欲がなく、げっそりやせた。母親が私の部屋に来て「薬をちゃんと飲んでるの」と聞く。「うるさい！」頭に来て、目覚まし時計を投げつけたら、窓に当たってガラスが割れた。母は病院に電話をかけて、病院を受診することになった。

医者「薬はちゃんと飲んでました？」
私「飲んでました！」
母「飲んでないみたいです。薬余ってたでしょ」
私「何でそんなこと言うの！」
医者「薬の細かい調整が必要だから入院してください」
私「イヤです！　そんな必要ない！」

医者はどこかに電話をかけた。看護師が五人くらい来て囲まれた。抵抗しても無駄なようだ。手が回っている。

個室に入院することになった。初日は母親が付き添いで泊まってくれることになった。

リスパダール液1ミリリットルとワイパックス1ミリグラム1錠を朝昼夕食後に、寝る前にはサイレース2ミリグラム1錠を飲んだ。

朝昼夕の薬を飲むとボーッとしたが、気持ちは楽になった。サイレースで熟睡できた。

入院翌日

医者「おはようございます。昨日は眠れましたか？」
私「爆睡です」
医者「朝食は食べられました？」
私「半分くらい」
医者「薬を飲んで、何か具合悪いことはあります？」
私「ちょっとボーッとします」
医者「体の方で薬に慣れていって、ボーッとする感じはだんだん軽くなるはずです」
母親は仕事があるので帰ることになった。私は四人部屋に移った。他の三人はみんな私より年上だった。おとなしそうな人ばかりだ。病棟は女性だけの閉鎖病棟だった。となりのベッドの人は四十五歳で統合失調症だという。「誰にも言わないでね。私、夫がいるけど俳優の○○と結婚するの」ってまじめな顔で言う。話の内容はちょっとおかしいけど親切でいい人だ。病院のことをいろいろ教えてくれる。病棟にはすぐに慣れた。

医者「Lさんの病気はお姉さんと同じ統合失調症だと思います。脳の中でいろんな感覚情報の伝達に関わるドーパミンという物質の調節がうまくいかずに、感覚が過敏になってしまったり実際にはない声が聞こえたり見えたりする幻覚とか妄想という症状が出たりします。リスパダールはドーパミンの伝達を調整し、これを抑えます。近眼の人がめがねやコンタクトをつけないでいると、よく見えなくて、歩いていてどこかにぶつかったりすることがありますよね。無理しないでめがねやコンタクトをつけていれば、ぶつからずに済みますね。薬はめがねやコンタクトのように作用して感覚が正確に伝わるようにしてくれるんです」

私「そうなんですか」

なんか、だまされてるような気もするけど。

入院一週間後

医者「頭の皮膚は気になりますか？」

私「そうでもないです」

医者「入院する前はどんな感じだったんでしたっけ？」

私　「なんか、すごくかゆくて、触ると変な感じだったんです」
医者「今はそうでもない？」
私　「ええ」
医者「他の人から何か言われたりすることがありますか？」
私　「今はないです」
医者「お薬を飲んだあとのボーッとする感じはどうです？」
私　「あまり感じないです」
医者「朝昼夕のリスパダール液は1ミリリットルずつで合計3ミリリットルです。明日から朝夕の二回にしてそれぞれ2ミリリットルずつで合計4ミリリットルに少し増やして、昼はなくしたいと思います。ワイパックスは朝昼夕1ミリグラムで継続したいと思います」
私　「わかりました」

その一週間後

医者「夜、眠れていますか？」
私　「はい」

医者「食欲はどうですか？」
私「おやつも食べてるから少し体重が増えました」
医者「入院生活で何か困っていることはないですか？」
私「みんな、いい人たちだし、別に困ることはないです」
医者「他の人から入院前みたいに何かいやなことを言われたりすることはないですか？」
私「ありません」
医者「頭の皮膚は気になりますか？」
私「考え過ぎだったみたいで、今はもう気になりません。髪の毛を切っちゃって恥ずかしい……」

入院三週間後

医者「そろそろ病院の外に出てみて、他の人のことが気にならないか試してみましょう。大丈夫そうですか？」
私「たぶん大丈夫だと思います」
　外出許可が出て、母親と一緒に近くのファミレスで食事をした。まだ髪の毛も短くてほとんど坊主頭なので他人の目が気になった。緊張して、ずっと下を向いていた。食事の味は緊張していたせいか、あまりよくわからなかった。私のことをうわさする声は聞こえなかった。

その翌日

医者「病院の外に出てみてどうでした？」
私　「ファミレスで食事して緊張しました。気分転換にはなりました」
医者「他の人の目が気になりました？　見られている感じでした？」
私　「見られているとは思いませんでしたけど……ずっと下を向いて誰とも視線あわせなかった」
医者「誰かに何か言われましたか？」
私　「いいえ」
医者「明日から昼のワイパックスはやめてみましょう。昼の薬はもうなくて大丈夫だと思います」

その一週間後

医者「調子はどうですか？」
私　「いいです」

医者「そろそろ外泊の形で試験的に家に戻ってみましょう」
一泊二日で外泊をした。私の部屋の窓ガラスは新しいものに交換されていた。母にお礼を言った。薬もちゃんと飲んだ。

さらに一週間後

二泊三日で外泊をした。落ち着いて過ごせた。コンビニに行ったけど誰にも何も言われなかったし、誰も私のことを見なかった。
医者「今回の外泊はどうでした？」
私「家の手伝いをしました。母と買い物に行って食事を作りました。後片付けして部屋の掃除もしました。近くのコンビニに行ったんですけど、全然平気でした」
医者「動き過ぎて疲れませんでした？」
私「疲れるほどは動きませんでしたから」
医者「お薬もきちんと飲めました？」
私「ちゃんと飲みました。夜もぐっすり眠れました」
医者「そうですか、よかった」
先生、喜んでくれてるみたい。

七月

入院二カ月後、私は退院した。家では入院しているときと同じ時間に寝て、朝は同じ時間に起きた。食事も三食きちんと食べた。

退院して一週間後

母と一緒に外来を受診した。

医者「おはようございます。この一週間いかがでした？」
私「普通に生活しています」
母「落ち着いてます」

その後は二週間に一回外来に通った。薬はちゃんと飲んでるつもりだけど、ときどき忘れることがあった。

十月

何か胸騒ぎがする。仕事はできるようになるんだろうか。結婚はできるんだろうか。私は廃人になってしまうの？　不安でしょうがない。夜、一睡もできなかった。
次の日の朝早く病院に行った。待合室で待っていると、先生が来た。

医者「今日はどうしました？」
私「私、自分の行動を抑えられない……何をしてしまうかわからないんです。不安なんです。入院させてください」
医者「最近なんか調子悪かったんですか？」
私「昨日の夜、全然眠れなくて……」
医者「お母さんに電話して、入院でいいか聞いてみます」
先生は診察室の机の上にある電話で母の携帯に電話をかけた。
医者「お母さんも入院させてくださいっておっしゃってますのでこれから入院しましょう」
先生が看護師を呼んで、一緒に病棟に行った。前と同じ部屋に入院することになった。
医者「今朝の薬は飲みましたか？」
私「まだ、飲んでないです」
医者「朝の薬をとりあえず、今飲みましょう。不安な感じはそれで少し楽になると思います」
しばらくしたら、母が仕事を早退して入院の準備をして来てくれた。

入院したら、何かほっとして、急に落ち着いた。

医者「いつごろから、どんなふうに調子悪くなったんですか？」

私「一週間くらい前、なんか私は廃人になっちゃうんだろうかって急に考えだしたんです」

医者「何か、きっかけはあったんですか？」

私「いいえ、何も……」

医者「お薬はちゃんと飲んでました？　お薬の飲み残しはありませんか？」

私「飲んでるつもりなんですけど、少し残ってます」

医者「昨日の夜は眠れたんですか？」

私「考え事していて、薬を飲むのを忘れました。昨日の夜、一睡もできませんでした」

医者「睡眠薬を急にやめると、リバウンドで眠れなくなるんです。また今日からきちんと薬を飲み始めましょう」

入院したらぐっすり眠れるし、食事もおいしく食べられる。考え過ぎだったみたい。

一週間後、外泊した。家に帰っても、どうということはなかった。不安にもならなかった。

医者「外泊はどうでした？」

私「夜もちゃんと眠れたし、余計なこと考えませんでした。食事もおいしく食べられたし。なんか考え過ぎでした。もうなんともないので退院させてください」

医者「お母さんに来ていただいて、一緒に相談しましょう」
　二日後、先生・私・母で三者面談をした。
医者「お母さんの目から見て、外泊のときのLさんの調子はいかがでした?」
母「とくに普段と変わらない様子でした」
医者「Lさんから退院したいってご希望なんですけど、お母さんとしてはいかがですか?」
母「本人がそう言うなら、それでいいです。ね?」
私「もう大丈夫です」
　入院二週間後に退院した。

退院して一週間後

　デイケアに通っている姉は最近調子が良い。コンビニで品出しのアルバイトを始めた。私もがんばらなきゃ。

　次の日の朝、なんとなく胸騒ぎがした。外来を受診して先生の顔を見たら落ち着いた。

医者「退院してからこの一週間、調子はいかがでした?」

私「普通です」

　薬を一週間分もらい帰宅した。その後は二週間に一回外来を受診した。

姉を見ていて、なぜか焦ってしまう。私も早く仕事をみつけなきゃ。

でも、私、仕事できるんだろうか？

十一月中旬

先生から喪中の葉書が届いた。「弟が急逝しましたので新年のご挨拶は遠慮させていただきます」と書かれていた。次の日の朝早く、外来を受診した。

医者「今日はどうされました？」
私「先生、大変だったんですね……葉書読みました……」
医者「私の弟は以前から病気でしたので……寿命だと思っています」
私「……そうですか」

薬はまだあったので、薬は出してもらわなかった。

私のお父さんは天国で幸せになってるんだろうか？　先生の弟さんも天国に行ったんだ……。

その日の夜、先生に手紙を書いた。「先生、さぞお悲しみになられたことでしょう。先生のお気持ちお察しします」

手紙を書きながら私は考えた。今の私には仕事する自信はないし、結婚も無理だと思う。私にはわかる。

「死」――そうだ私にも死という解決の道があったんだ。病気の自分をいったんリセットして来世でやりなおして幸せになろう。

次の日、手紙をポストに投函した。

何か晴れ晴れとした気分になった。

十二月

私は駅のホームにいた。ためらいはなかった。電車が来た。「イチ、ニ、サン」頭の中で掛け声をかけて、私は飛び込んだ。

◈ドクターのコメント◈

Lさんも統合失調症です。自殺という最悪の結末になってしまいました。統合失調症の方の二～四人に一人はその生涯の間に自殺行動をとり、約一〇人に一人が自殺によって亡くなるといわれています。統合失調症の患者さんでは「死ね」などの命令形式の幻聴に左右されての自殺のほかに、症状が少し良くなって病気の自覚が出てきた時期に「大変な病気にかかってしまった自分が普通の生活を送れるのだろうか？」と現実的な不安に直面しての自殺も多いといわれています。

「統合失調症患者の自殺は時に唐突に生じたように思われて、周囲を驚かすことがある。生と死の境界が不分明としか言いようがなく、突然自殺してしまう不可解な例がある。他の精神疾患の患者よりも、致死性の高い方法を用いて自殺を図る傾向がある」と高橋祥友先生は指摘されており、十分な注意が必要です。近親者に自殺で亡くなっている方がいらっしゃる場合は更にハイリスクです。

●Lさんの自殺を後から振り返ってみると

Lさんはご自分の将来に対する不安が高まると自発的に早朝に外来を受診されていました。つまり将来に対する現実的な不安が高まっている状態にありました。

そんな中、同じ病気でLさんよりも重症のお姉さんがアルバイトを始められ、その姿を見て自分も働かないといけない、と焦りが強くなりました。

しかし、Lさんは高校卒業後、店員として働いていた時期がありイジメにあい（これ自体が被害妄想の可能性があります）職場になじめずにやめた経緯がありました。

仕事をするのは怖い。

実際にはスタイルの良いきれいな女性でしたが、自分に自信がなく結婚できそうにないと考えました。

その時期に主治医の同胞（きょうだい）が死亡した知らせが届いた。

顔を覚えていないお父さんも天国にいる。

私も天国に行って、来世で幸せになろう……。

主治医からの喪中の葉書がLさんをそんな思いにさせてしまったのではないか……Lさんの自殺の引き金になってしまったのではないか……。

本当のところはわかりませんが、可能性は否定できません。

薬剤一覧

商品名	一般名	分類
インヴェガ	パリペリドン	抗精神病薬
エビリファイ	アリピプラゾール	抗精神病薬
クロザリル	クロザピン	抗精神病薬
サイレース	フルニトラゼパム	睡眠薬
ジェイゾロフト	セルトラリン	抗うつ薬
ジプレキサ	オランザピン	抗精神病薬
セロクエル	クエチアピン	抗精神病薬
ソラナックス	アルプラゾラム	抗不安薬
デパス	エチゾラム	抗不安薬
パキシル	パロキセチン	抗うつ薬
バレリン	バルプロ酸ナトリウム	気分安定薬
ベンザリン	ニトラゼパム	睡眠薬

ホリゾン	ジアゼパム	抗不安薬
リーマス	炭酸リチウム	気分安定薬
リスパダール	リスペリドン	抗精神病薬
リフレックス	ミルタザピン	抗うつ薬
レスリン	トラゾドン	抗うつ薬
レボトミン	レボメプロマジン	抗精神病薬
レンドルミン	ブロチゾラム	睡眠薬
ロナセン	ブロナンセリン	抗精神病薬
ロラメット	ロルメタゼパム	睡眠薬
ワイパックス	ロラゼパム	抗不安薬
半夏厚朴湯（はんげこうぼくとう）		漢方薬
苓桂朮甘湯（りょうけいじゅつかんとう）		漢方薬

参考文献

高橋祥友：自殺の危険―新訂増補版．金剛出版、東京、二〇〇六
中山静一・鈴木守：自殺未遂後に心因性限局健忘をきたした2症例．精神科治療学、一一（九）：九五五―九六〇、一九九六
中山静一：自殺企図症例の検討．精神科治療学、二二（九）：一〇四三―一〇五二、二〇〇七
日本精神神経学会監修：ＤＳＭ－５　精神疾患の分類と診断の手引．医学書院、東京、二〇一四
野村総一郎・樋口輝彦監修：標準精神医学第６版．医学書院、東京、二〇一五

あとがき

私は三年浪人生活を送ったあと、旭川医科大学に入学し、一九八二年に医者になりました。同大学の精神科教室に入り、釧路市立病院で二年間研修を行い、故・川村幸次郎精神科部長に指導を受けました。温和で温かいお人柄から先生は多くの患者さんに親しまれておりました。特定の流派の精神療法をされていたわけでなく、ソフトに患者さんに接し、上手に治療関係をつくりあげ、対話で患者さんをいやすというのがクリスチャンであった先生の治療スタイルでした。川村先生に近づくというのが私の目標です。

精神薬理学の進歩には目を見張るものがありますが薬は脳に働きかけるものであり「こころ」との間に依然、距離があります。精神科の治療は「脳に働きかける薬」と「こころに働きかける対話」が基本です。私は人生は自転車に乗っているようなものと考えています。うまく自転車で走りにくくなっているのが精神（こころ）の病です。精神科医と薬はサポートのためのツールです。自転車の前輪と後輪の中の空気の中には程よい薬が少し入っている。自転車には患者さんが乗っていてハンドルを操作しペダルを漕いでいる。精神科医は後ろに座って患者さんと対話し相談しながら、患者さん自らが自転車で走り続ける。上り坂は苦しい。時に後ろに座っている精神科医は活を入れる。しかし、あまりに急な上り坂はおりて歩くようアドバイスする。座ってしばし休むことも必要でしょう。疲れが取れたらまた走り出す。ゆるやかな下り坂は快調です。しかしとばしすぎるとこけてしまいます。でこぼこ道もあります。うまく一人で走れるようになったら精神科医は不要です。薬も必要なくなるときがくるでしょう。

この本に登場する精神科医・心療内科医は私自身であり、実際の私の診療風景です。

患者さんたちはすべて実際の私の患者さんたちを組み合わせ、つなぎ合わせて創り上げ登場していただきました。完全なフィクションはなく、一方完全なノンフィクションもありません。

一人の人間としての精神科医はそれぞれ個性が違います。同じ患者さんに対して同じ言葉を投げかけても、精神科医ひとりひとりによって患者さんの受け止め方は違います。また同じ精神科医の同じ言葉であっても、そのときの雰囲気や表情や態度によっても違ってきます。この本をお読みいただくことで、患者さんと精神科医の対話を通して精神（こころ）の病が少しでもご理解いただければうれしいです。

文末に一言追加させてください。本書はもともと個人的に還暦の記念に自費出版しようと書き始めたものでした。憧れの星和書店から出版していただけるとは夢にも思っていませんでした。石澤社長に原稿の一部を見せてくださった大橋拓也さんありがとうございました。

そして快く出版をお引き受けくださった石澤雄司社長、本当にありがとうございました。丁寧に編集の手を加えてアドバイスをくださった桜岡さおりさんに心より深謝申し上げます。

二〇一六年二月

中山靜一

▒著者

中山靜一（なかやま　せいいち）

1955年　静岡県下田市生まれ
1982年　旭川医科大学卒
1982年　旭川医科大学精神科神経科（助手）
1983年　釧路市立総合病院（研修医）
1985年　道央佐藤病院（医長）
1986年　士別市立総合病院（精神科医長）
1988年　聖マリア記念病院（副院長）
1992年　秋元病院（医員）
1994年　豊後荘病院（病棟長）
2003年　永井ひたちの森病院（副院長）
2011年　筑波東病院（医員）・内田医院非常勤医
2016年3月より袋田病院（副院長）・内田医院非常勤医

精神保健指定医，精神科専門医・指導医，臨床精神神経薬理学専門医，東洋医学会認定医，医師会認定産業医，医師会認定健康スポーツ医

精神科・心療内科にかかる前に読む本

2016年2月18日　初版第1刷発行

著　者　中 山 靜 一
発行者　石 澤 雄 司
発行所　株式会社 星　和　書　店
〒168-0074　東京都杉並区上高井戸1-2-5
電話　03（3329）0031（営業部）／03（3329）0033（編集部）
FAX　03（5374）7186（営業部）／03（5374）7185（編集部）
http://www.seiwa-pb.co.jp

　ISBN978-4-7911-0925-8